こころのライブラリー　8

ひきこもる思春期

いかに考え、いかに向き合うか

斎藤　環　編

星　和　書　店

Seiwa Shoten Publishers

2-5 Kamitakaido 1-Chome
Suginamiku Tokyo 168-0074, Japan

目次

ひきこもる思春期

――いかに考え、いかに向き合うか

初出「こころの臨床ア・ラ・カルト」第二〇巻二号、二〇〇一年

「ひきこもり」の現在形

斎藤　環

一、はじめに

近年、「ひきこもり」という言葉がメディアを通じて広く知られるようになった。精神医学の領域に限っても、複数の専門誌が相次いで特集を組むなど、大きな注目を集めている。

著者は一九九八年、「ひきこもり」に関する一般向け啓蒙書を上梓した経緯もあり、この問題について主にマスコミ向けに発言する機会が急増した。この問題の正確な認識が広く形成されること、それ自体が治療的契機となりうると考えたためもある。あるいはまた、二〇〇〇年前半に続発した「ひきこもり」がらみのいくつかの犯罪報道によって、「ひきこもり」事例が犯罪者予備軍であるかのような誤解が広がりつつあり、その誤解を正すことが啓蒙的契機たりうることを期待したということもあった。

現在、「ひきこもり」に関するかつてのような誤解は徐々に修正され、犯罪とは無関係の問題として別種の関心をあつめつつある。ここに至って重要になるのは、われわれ精神科医を含む専門家が、この問題についてより深く理解し、さまざまな立場から意見を出し合い、論議を戦わせることではないだろうか。その意味で本書は時宜を得たものと言えるだろう。

二、著者の立場

啓蒙的な意図があったとはいえ、メディアへの露出が増えることには反作用がつきものである。わが国のメディア関係者は意外に怠慢で、ある問題についてたまたま取材に応じてくれる専門家を一人見つけると、たちまち「第一人者」に祭り上げ、消費し尽くそうとする。かりそめにもそういう立場を経てしまうと、初診の枠は予約患者でいっぱいになり、昔から診ている患者は「ご多忙でしょうから」と遠慮がちになり、ゆっくり面接する時間は確実に減少する。メディアはまた、発言を断片化し、編集し、あまつさえ「創造」する。そうした報道から著者自身が誤解され、あるいは批判されたことも少なくなかった。ここでもう一度、著者が個人的に「ひきこもり」をどのように理解し、現在どのように対応しているかを書き記しておきたい。

精神科医が社会的発言をしすぎることは、あきらかに有害である。にもかかわらず、そうしたメディアの側のニーズは高い。ただ、上野千鶴子氏なども言うように、メディアも現実の一部と化している現代において、臨床場面しか見ようとしないナイーブさにも大いに問題はある。とりわけ「ひきこもり」問題のように、めったに受診しないわりには、かなりの数が存在すると推定されるような問題についてはそうである。

「ひきこもり」は臨床単位でも診断名でもない。それは例えば「不登校」などと同様、一つの状態に対して与えられた名前に過ぎない。そこにはいかなる価値判断も含まれてはいない。むしろこの点が「ひきこもり」という存在の曖昧さにつながり、多くの臨床家から敬遠されがちな原因の一つとなっているのではないか。著者が「ひきこもり」の認知度を上げるべくとった戦略は、第一に明確な定義づけをすること、第二に精神医学との関連における位置づけをはっきりさせておくことであった。

その上で著者が一貫して主張してきたのは、第一に青少年のひきこもる権利を社会が認めることの重要性であり、この点は当初から変わっていない。社会がひきこもりに対して寛容になればなるほど、

「ひきこもり事例」は減少すると予測されるからだ。ただし、そう言い放つのみでは、「不登校は病気ではない」といった主張と同様、正しいばかりで実効性の低いスローガンに終わってしまう可能性がある。そこで著者はさきの主張に加え、次の点についても指摘してきた。まず、慢性化した「ひきこもり」は、しばしば神経症圏内のさまざまな病理の温床になり、治療的援助なしではそこからの離脱がきわめて困難であること。また、本人がひきこもる権利と同様に、両親がそれをさせまいとして治療的介入を行う権利を保証すべきであること。この権利は、両親が本人の成人した後も生活の場所と経済的援助を保証することと引き替えに生ずるものである。

著者の立場は、一見したところ法律用語でいうところの「双方代理」であるとの批判を受けそうだが、それは本人と親との間に利害の対立が想定される場合のみである。表面上の対立とは裏腹に、本人と両親はしばしば「社会復帰」という同じ願望を共有していることが多い。このような立場で、著者はこれまで多くの当事者や両親と接してきた。かならずしも治療者としてばかりではない。講演会やトークイベント会場で出会った多くのひきこもり経験者たちとの対話を通じて、著者の立場は常に懐疑にさらされ、更新され続けている。それゆえ、ここでの著者の主張は、その正当性よりはむしろ、現時点における最大限の有効性を期するものである。

三、「ひきこもり」の現状

著者はこれまで、いくつかのメディア上で、明確な根拠を示すことなく「ひきこもり人口は数十万人から一〇〇万人」とコメントしてきた。事態の深刻さを印象づけるためとはいえ、これでは疫学的に誠実な態度とは言い難い。

もっとも、こうした推定の背景には、国勢調査の結果に基づくパラサイト・シングル一〇〇〇万人という数字、あるいは二〇〇一年度の学校基本調査の結果などがある。後者については、不登校一三万四〇〇〇人という数字は広く知られるところとなったが、内訳として中学生が一〇万八〇〇〇人と圧倒的であることは意外に知られていない。この数字は中学生の三八人に一人、すなわち、クラスに一人が不登校であることを意味している。ただし、学校基本調査の数字が諸般の事情から控えめなものであり、不登校の増加とされる現象の一部には、学校が時代とともに率直になっていく過程が反映されている可能性も付記しておかなければならない。

高校生以上の不登校についてはデータがないが、試みに平成九年度入学者数一四四万六一〇四人から平成一二年度卒業者数一三二万九〇〇〇人を引いてみると、一一万七〇〇〇人という数字を得る。

ここには高校在学中の留年、休学、退学者数が反映されていると考えられ、不登校の一部もここに含まれるであろう。また、高卒後、就職・進学をした以外のものの人口は一三万二〇〇〇人、同様に短大卒後については四万二〇〇〇人、大卒後については一二万一〇〇〇人と報告されている。ここに挙げた何らかの不適応に関連する数字の総計は五一万六〇〇〇人であり、このすべてがひきこもりに移行するわけではないとはいえ、関連する動向として重要な数字である。

たとえば不登校の予後調査についてはさまざまな文献があるが、平均的な見解としては、予後不良、すなわち慢性的なひきこもり状態へと移行する割合は、一―二割程度ということになろう。この比率を上の結果にあてはめると、中学から大学までのサイクルが一回転するごとに、五万人から一〇万人のひきこもり人口があらたに生まれる計算となる。ここで問題となるのは、ひきこもり状態が慢性化した場合、そこからの自然な離脱がきわめて起こりにくいということだ。ひきこもり人口には毎年数万人ずつの流入があるのに、流出する人口は圧倒的に少ないことになる。すなわち、蓄積の効果によってひきこもり人口は膨張し続けるのである。関係者の談話などから、ひきこもり事例の増加は、七〇年代後半からはじまったと推定され、二〇年来の蓄積があることを考えるなら、一〇〇万人説が必ずしも誇張ではないことがお判りいただけるのではないだろうか。

さらに今年に入って、「ひきこもり」に関するいくつかの統計が発表され、おおよその規模を知る手がかりが増えた。これについても簡単に紹介しておこう。

まず、二〇〇一年四月一〇日に教育評論家の尾木直樹氏の臨床教育研究所「虹」が発表した調査研究の結果を参照してみよう。主に尾木氏の講演会参加者を中心とした一般市民二九三四人を対象に行ったアンケート調査の結果、「ひきこもり」という言葉を知っているものは全体の九四・九パーセント、また、身近にひきこもりの若者を知っている人は全体の実に二九・二パーセント、うち家族にひきこもり事例を抱えているのは全体の約三パーセントにも及んだ。もちろん教育に関心のある層を対象としている点など、かなり対象選択についてバイアスがかかった調査であることは否めないが、それでもこの数字には驚くべきものがある。尾木氏はこの結果から、ひきこもり人口を八〇万人から一二〇万人と推定しているが、これは著者の臨床的実感とほとんど一致するものだ。

二〇〇一年五月八日に結果の一部が発表された厚生労働省によるひきこもりの実態調査については、本書で倉本英彦氏が報告している。この調査には、著者も共同研究者として関わった。詳しくは倉本氏の論文を参照されたいが、この結果について若干の解説を加えるなら、本調査は全国の保健所と精神保健福祉センターを対象とするものであり、受療率をどう考えるかによって実数の推定がまったく異なってくる。著者の経験から補足するなら、まずひきこもり人口全体のなかで、実際に治療相談を受けるのはせいぜい一〇分の一以下であろう。さらに、治療相談を決意したもののなかで、保健所や精神保健福祉センターを受診しようと考えるものは、さらにその一〇分の一以下であると経験的に推定される。つまり、この調査結果は少なくとも一〇〇倍しなければ実情を反映しているとは言い難い。よって、全国に少なくとも六〇万人以上のひきこもり事例が存在することが推定される。

この調査の意義は、かなり信頼性の高いデータが得られたということのほかに、各都道府県に配布された対応のためのガイドラインの存在にある。すなわち、ひきこもり事例は保健・医療機関において治療的な対応を受けることが可能な対象であることが、公式に認定されたのである。これはきわめて画期的なことであり、この判断は遠からず精神医療全体に波及することが大いに期待される。

四、病理とその対応

「ひきこもり」問題に関しては、文化的要因を無視するわけにはゆかない。独身の成人男女が、長期間両親と同居を続けるような核家族形態がこれほど広範囲に見られる国は、海外にあまり例を見ないのではないか。西欧的自立主義ともアジア的血縁主義とも無縁な家族のありようが、ひきこもり問題の背景にある。核家族が、ひきこもる青年を抱え込みながら孤立し始めた時点で、ひきこもり状態の長期化・慢性化はほぼ確実となるだろう。「世間」の視線が孤立を強化し、家庭内の葛藤の悪循環につながる。結果、個人は社会からひきこもり、家族からもひきこもり、家族も社会からひきこもる。これは個人―家族―社会という三つのシステムが乖離することで発展する病理なのだ。

システマティックに発展する病理に対しては、早急に悪しきシステムの循環を停止させるような対応策を講じなければならない。著者によるひきこもり問題の解決方法は、次の三つの段階から成り立っている。すなわち（1）家族指導、（2）個人治療、（3）集団適応である。

（1）家族指導の段階では、長期間わが子との断絶ないし葛藤に悩んできた家族に、現時点で正しいと思われる「ひきこもり」の知識を伝達し、徹底して学習を重ねてもらう。著者はこのプロセスを「演技指導」と称することもあるが、ともかく本人への対応の細目を、かなりマニュアル的に矯正していく。実は『社会的ひきこもり』（ＰＨＰ新書）という著書も、こうした指導のマニュアルとして書かれたものだった。ここでの対応が理想的に進めば、本人と家族との断絶が修復され、会話が復活し、家族の誘いによって本人は通院を開始するはずである。ちなみに著者は、訪問指導は行わない。時間的余裕のなさばかりではなく、「侵襲的ではない訪問」のイメージが、どうにもつかめずにいるためだ。

また、訪問抜きでも、両親の協力を得て本人を受診へ誘導できるケースが意外なほど多いという事実もある。この点も一部誤解があるようだが、著者はひきこもりの治療過程において、いかなる強制も原則としてなされるべきではないと主張するものでもある。

ここから（2）個人治療に移行するが、ここではひきこもり本人に対する個人精神療法と、場合によっては薬物治療も併用される。とりたてて特殊な技法を用いずとも、共感と信頼関係が結ばれれば、この段階は概ね成功する。ひきこもり事例は、個人病理が比較的浅いため、こうしたシンプルな治療関係が可能になるのだ。

次いで（3）集団適応の段階となる。これは、本人と同様の問題を抱えた若者たちのたまり場やデイケア、自助グループなどを紹介し、親密な仲間関係を経験してもらうための段階である。ここで親しい友人や恋人が複数できたら、著者による治療目標はほぼ達成される。一昨年来、著者の勤務する病院でも「ひきこもりデイケア」を開設したが、治療全般にかなりスタッフの負担が減り、治療効率も上げやすくなった。そのめざましい成果については、今年度中に学会誌等で報告すべく、現在準備中である。

五、おわりに

ひきこもり問題は、その規模から考えても、わが国の将来に大きな影響を及ぼすであろう社会問題という側面を持っている。本論でも述べたように、厚生労働省のガイドライン配布をはじめ、状況は少しずつ前進しつつあるが、それでも治療・相談の受け皿は圧倒的に不足している。本書がそうした状況に一石を投ずる結果となれば、望外の喜びである。

本書では幸いなことに、著者が私淑し、あるいはその発言に注目し続けてきた多くの書き手のかたがたからご寄稿を賜ることができた。編者の一人として、当事者やその家族にも推薦できるような充実した内容になったと自負している。ご協力いただいた諸先生方には、ここに記して感謝したい。

ひきこもりをめぐって（座談会）

――思春期心性のトポス――

（司会）斎藤　環
中井久夫
青木省三

ひきこもりの体験

斎藤　本日はよろしくお願いいたします。中井先生と青木先生は、私にとっては一種アイドル的な存在でありまして、臨床場面でもしばしばご著書を参考にさせていただいています。中井先生は、ご専門はもちろん分裂病ですが、思春期問題についての言及も多くなされていて、しばしば蒙をひらかれる機会がありました。また青木先生は「たまり場」の重要性を指摘されるなど、ひきこもり青年の臨床に直接役立つ知恵をいくつもいただきました。今回は「ひきこもり」特集ということになりますが、これは一つの臨床単位というようなものではありませんし、むしろ不登校やいじめなどにも関連した思春期の一様態として自由にお話をうかがえればと思います。はじめに中井先生にうかがいますが、阪神・淡路大震災のときには、ひきこもり青年たちが出てきてけっこう活躍したという話も聞くのですが、実際にはどうだったのでしょうか。

中井　誰かに「ふだんひきこもってました」と名乗るわけではありませんから、そっと出かけて活躍していた人がいたかもしれませんね。私が経験したのは、一例ですけれど。分裂病だったかなとも思うのですが、一度来られましてね。家が潰れたものですからこれは止むを得ない。その後は来ませんでしたが、家族が家を再建してまた入っていると伝え聞きました。関東大震災では、岡本かの子の『老妓抄』の中に、「人てんかん」という話があります。てんかんではなくて実際はパニックですね。今まで外へ出なかったんだけれども、地震で壊れたんで、「人てんかん」を起こして戸板に乗せて広場に連れて来られたという話が載っています。

斎藤　なるほど。青木先生はけっこうひきこもり事例を見ていらっしゃいますね。

青木　そうですね。相談はたくさんありますね。

中井　ぼくは、患者さんの兄弟の場合が多いな。私の知っている一人は、希覯書のコレクターなんですね。自分の部屋で希覯書に囲まれているということは、彼のプライドでもあり、安定感もあるんでしょうね。別の例では「髪の毛がない」という妄想がある人がいましたね。彼はラジオ講座で数カ国語をマスターして、その後は株をやって結構もうけてました。新聞を捨てられなくて、マンションの一部屋を新聞で一杯にしていたケースもあります。

斎藤　新聞を捨てられないというのは、私のケースでも二例ほどいます。

中井　ひきこもりといっても、まあ奇人というかね、そういうジャンルまであるわけでね。昔、利子生活者なんかが多かった時代には、相当奇人がいたんじゃないかな。ひきこもりの聖者は、アメリカの詩人、エミリー・ディキンソン（一八三〇－八六）ですね。一生家から出ずに、三〇歳から大量の詩を書いていた。作品は確か死後出版じゃないですかね。ずいぶん美しい詩も書いていています。現代詩の先駆とされるけれど、全詩集が出版されたのは一九五五年、死後七〇年です。ひとつ、私の訳を読んでみましょうか。

「花が咲くのは結果である。たまたま花にであって／とおりすがりに眺める者が／こまごまとした部分が果たした役割を／思ってみることはまずない。

蝶の形をして／子午線に身をさしのべる／かがやかしくもこみいった／企てで、その仕事は、ある。花芽をふくらませ、虫とたたかい、／露の分け前をもらい、／暑さを和らげ、風から逃れ、／入り込む蜜蜂を避けて、／

偉大な自然をあざむくことなく、／この日、それを待つ。／花であることは一つの深い責任を果たすことである。」（エミリー・ディキンソン「日光の来る方向」、ジャン＝マリー・ペルト編、中井久夫・松田浩則訳『自然の言葉』紀伊国屋書店、一九九六）いい詩でしょう？

斎藤　なにか繊細な倫理感を感じさせる詩ですね。ブロンテ姉妹なんかも、わりとひきこもりっぽい感じがします。

中井　イギリス人はそういう存在に対して非常に寛容じゃないでしょうか。

青木　晩年の理想が、海岸沿いや森の中の一軒家に一人で犬とともに住むとかと、人知れず自然にまぎれて消えていくとでもいうようなイメージを持っておられる方が多いようですね。

中井　ものすごく寛容ですね、ひきこもりに。アメリカというのは、案外窮屈な国なんですよ。外れた人や奇人を許さない。入りやすいけれど、入ったら一応アメリカ、米国国旗と米国憲法というのに忠誠を誓う。ディキンソンも変人という名が高かったらしい。でも、『ライ麦畑でつかまえて』のサリンジャーもひきこもって、もう半世紀近く、七〇歳をこえていますね。

斎藤　イギリスには、オックスフォード英語大辞典の用例蒐集に協力した、有名な囚人がいますよね。

中井　あれは殺人犯でしょう。アメリカ人なんだけれども、イギリスで下宿していた人だったかな。刑務所で部屋二つぐらい占領して、米国から送金がある限りはいくらでも本が買えたという。そこから辞典編纂に必要な初出の用例を二二年間送り続けた。編者がお礼を言うために彼の住所を訪れてみたら、そこは刑務所であったと。その後釈放運動が起こって帰国するんですけど、帰ってからはもう全然そういう関心はなかったらしいですね。しかし、この人は「牢獄は最高の大学だ」といった革命家たちに近いでしょう（サイモン・ウィンチェスター著、鈴木主税訳『博士と狂人』早川書房、一九九九）。

斎藤　アメリカには、六〇年間ひきこもって空想の世界を描き続けていたヘンリー・ダーガー（一八九二－一九七三）というアウトサイダー・アーティストがいますね。昨年日本で、世界でもはじめての本格的な画集が刊行された（ヘンリー・ダーガー画、ジョン・M・マクレガー著、小出由紀子訳『ヘンリー・ダーガー非現実の王国で』作品社、二〇〇〇）。裸の少女たちが虐殺されるような絵なので、アメリカでの刊行は今後も無理でしょうね。

青木先生、イギリスにも行かれた経験から、向こうのひきこもり事情はいかがでしょうか。いじめは日本型のものがありますよね。

青木　いじめは日本の文化と密接なように考えていましたが、実際には日本とよく似た形のいじめがありますね。同じ島国という環境も影響しているのかもしれませんが。

中井　『戦場のメリークリスマス』にも出てくる。英国の大尉だったか中尉だったか、いじめられる弟を見殺しにした罪悪感から、日本軍の捕虜にされたときに他の捕虜を救おうとして生き埋めにされるでしょう。

斎藤　しかし先生、『戦場のメリークリスマス』をご覧になっているという、そちらの方がびっくりしました（笑）。

中井　ぼくはどういうふうに思われているのかな（笑）。

斎藤　もちろんご覧になっていても不思議はないんですが、出演が坂本龍一とデビッド・ボウイにビートたけしという、八〇年代サブカルチャーの名作で……いや、余談でした。

青木　先ほどからの英国の話に戻ると、英国の「ひきこもり」についてはよくわからないんですよね。一応建前として個人主義のイギリス人は、ほかの人の生活を覗かない。でも非常に興味はあるようなのですけれど。建前としては人の生活を覗かないし、干渉しないということになっています。だからひきこもり自体は浮き上がってこないんですよね。

斎藤　不登校もありますしね。

青木　ありますね。ただ、親が子どもの養育を放棄するという児童虐待の一種としての不登校と、日本型の不登校と二つのパターンです。

中井　戦前の日本は大部分が前者ではなかったでしょうか。

斎藤　ご本を拝見しますと、イギリスは精神科医が対応する部分は多くなくて、いろいろな相談機関やカウンセラーの役割が大きいとか。

青木　精神科医が診ている患者の数は驚くほど少ないですね。日本の精神科医が診ている数を言うと逆に驚かれます。「信じられない」と。GP（General Practitionar）やその他の医療スタッフ、そしてソーシャルワーカーなどによって診られたり、支えられたりしているようです。青年期の問題から分裂病まで。

斎藤　イギリスで思春期を専門とする精神科医は、精神分析医が多いのでしょうか。出版精神医学をみるとそんなふうに思えるのですけど。

青木　いえ、まったくさまざまです。流派の数だけ青年期ユニットがあるとでもいうのでしょうか。でも、折衷的なものが多いですね。

斎藤　ちょっと以前、七〇年代後半から八〇年代前半にかけて、笠原嘉先生の仕事を契機として、スチューデント・アパシーの問題が注目されました。これは大学の保健管理センターなどを中心に問題となったと思われるのですが、いかがでしょう。

中井　ぼくは、大学の学生管理センターの精神科というのは全然経験していない。

青木　週一回ですけれど、一〇年間ぐらい大学の保健管理センターに行っていて、そのときはそういうアパシーの事例に出会うことがありました。でも、あまり続いて来られる人は少なかったですね。

斎藤　スチューデント・アパシーの特徴としては「副業可能性」がポイントだったと思うんですね。本業の学校は行かないけれど、バイトはがんばるといったような。ところが今、そういう学生はむしろ少数派で、大学生も小・中学生と同じような不登校になりがちだと。つまり、副業すらできずに部屋に撤退するものが多くなっているといいます。

中井　中間のアパシー、つまりアルバイトはできるという人たちは、今は事例化しないんじゃないでしょうかね。学生が全部出席してきたら、大抵の大学はパンクするでしょう。それとスチューデント・アパシーが変わってきたのは、携帯電話ということがありますね。

青木　スチューデント・アパシーが、マイノリティからマジョリティになっていったと考えた方がいいかもしれません。平均的な若者の生き方が、かつてのアパシー的なものになってきていると。

中井　若い人を朝から晩まで大講義室のイスに座らせて一週間も送らせるということ自体に、もともとかなり無理があるわけなんだけれど。

青木　それを押さえ込んでいた力、まあ枠みたいなものがだんだん緩んできて、そのまま自然な行動が現れてきているのかもしれないですね。

たまり場と待合室

斎藤　青木先生の実践なさっている、青年の「たまり場」についてうかがいたいんですが、あれはどういう経緯で発想されたのでしょうか。

青木　もともとは待合室です。待合室というのは、ものすごく大事だという感じがするんですよね。そこを医者が歩いて、少し患者さんの顔を見たり、もう少し待てそうか待てそうでないかとか、そういうふうなことから始まってきました。『分裂病の回復と養生』（中井久夫著、星和書店、二〇〇〇）にも「待合室を耕す」という言葉が出てきますよね。たまり場も待合室というものを耕すという発想の延長上のようなことだったように思うんです。中井先生、待合室を耕すこつというのは、どんなものなのでしょうか。

中井　要するに歩いていればいいんですよ。少しゆっくりと。ぼくは待合室にわりと顔を出すので、患者さんの名前を呼ばずに、こうまなざしで、目で合図したりとかするんです。あるいは「次きみだよ」とかといっておく。ぼくの方もね、座ってばかりいるわけだから、ときどき歩いた方が健康にいいわけであってね。

青木　確かに待合室でさりげなくふっと視野に入ってくる患者さんの姿と、診察室に入ってこられた姿の差を知ることは大切ですね。あるいは部屋から出て帰っていく後姿とか。病院という空間の中でも、いろいろな姿が現われてきますね。

斎藤　治療者のプレゼンスといいますか、現前性みたいなもの自体が治療的であるということもありますね。中井先生に以前ひきこもりのアンケートにご協力いただいたとき、「とにかく患者さんと場を共有することが重要である」というご回答をいただいたと思うのですけれど、それは非常に臨床上役だてさせていただいています。

中井　私が精神科に入った一九六六年頃、ちょうどシュヴィングの本（シュヴィング、G．著、小川信男他訳『精神病者の魂への道』みすず書房、一九六六）が出まして、みんな読んでいましたね。発想はあのあたりからきたんでしょう。

斎藤　青木先生の「たまり場」は自然発生的なものだったんですか。

青木　思春期外来を二〇年ぐらい前にやり始めたときに、個人療法でかなり豊かなセッションが続いているように見えて、二年か三年ぐらいしたときに気がついてみると、治療者・患者関係とそれから家族以外に、現実的な対人関係が全然なかったというようなことを経験したことがあるんですね。治療というのは本来、社会的広がりの方に向かっていくはずのもの、あるいは応援するものであるのに、実際には治療者・患者関係の中だけになにか豊かなものがあるように見えてしまう。やはり個人療法だけで収まりきらないものがあるんではないだろうかというのが、思春期外来をやり始めたときの苦い反省でしたね。

それから、意外なことに待合室で患者さん同士のコミュニケーションがいろいろある。病院の前の喫茶店なんかでもけっこう患者さんが集まって、診察の帰りにお茶飲んだりしている。それを漏れ伝え聞いていると、そのときにどうも意外なことを話していると。そんなことを思うと、診察室での一対一の関係だけでなくて、もう少し現実の社会と診察室の間をつなぐような場所、ひきこもっているんだけれど、半分は外に向かって開かれているような中間的な場所が必要なんじゃないだろうかと思ったんですね。

斎藤　あえてデイケアみたいに構造化されなかったところがポイントでしょうか。

青木　それと、なるべく自然に自発的に入っていけるように、そこの部屋も入りたければ入ったらいいし、いやなら入らなくてもいいということにしました。「天の岩屋戸方式」とでもいいましょうか、なにか音楽が流れていて面白そうだ、と思ったら入っていけばいいという感じにしたわけです。もう一つは、そこにいるだけで、何もしなくていいと。絶えず何かを期待されたり、役割を必要とする場でなくて、それらから解放される場があってもいい。デイケアとかになると、どうしてもプログラム的になってしまう。

中井　あれは味気ない。リハビリテーション・センターでも、プログラムを終えてからたずねてくる人のためにOB室というものをつくったら、狭いのにそこに人が集まって盛り上がって就職情報交換したり、待ち合わせてどこかへ行くカップルやグループができたり。

非常に今おもしろいことを言われたんだけれど、ぼくも一〇年ぐらいのあいだ誰か一人にカウンセリング受けた女性が訪ねてきて、なかなかチャーミングなひとなんだけど友だちが全然できないというのね。どうしたんだろうと思ったら、要するにカウンセリングを中心に一〇年生きているわけだ。カウンセリングは自分のことを話すだけで、相手のことを知ることは禁じられているわけだから。そうするとどうも、友だち関係でも自分のことばかりを話す人になってしまっていて、人とせっかく出会ってもすぐ相手にされなくなる。

青木　医者とカウンセリングの副作用というのでしょうかね、絶えず自己表現というか、自分を話してしまうようになってしまう。

斎藤　カウンセリングの副作用的な面といいますか、精神療法が薬物以上に深い痕跡を残すというのも、それが有効な治療手段である以上ありうる話ですね。

ひきこもりの歴史

斎藤　またちょっと話は変わるのですが、かなり以前の日本、たとえば終戦直後から昭和三〇年代前半くらいまでの時代は、ひきこもっている患者さんを往診すれば、ほぼ一〇〇パーセント分裂病だったという時代があったとよく聞くんですけれど。

中井　終戦直後はさすがに私も小学生だね（笑）。

斎藤　先生のごく初期の体験でいいんですけれど、往診をしばしばされていたと思いますので伺いますが、ひきこもりのケースというのは多かったのでしょうか。

中井　そうですね。ただきのう「ひきこもり」というテレビ番組に出ていたような形ではなかったですね。一つは、日本は貧しかったんです。だから、たとえば食事はコンビニで買ってきて、お父さんがときどき鰻重を取るかとか、そういうものではなかったですからね。

一九六〇年代の後半からですね、私が診ているのは。そういうとき、本当にまだ昼間でも蚊柱が立つような、ひっそりとした路地にこもってしている少し年取ったお嬢さんとか、そういうひとのことの相談を受けて、訪問して当時は破瓜型分裂病の診断で外来につないだ。私の経験はなぜか女性ばかりでした。またご主人は会社員なんですが、奥さんは頭の頂上をはさみで刈っているんです、ここに電波がくるんだと言って。子どもさんに聞いたら、お皿をずらっと並べていって、食事をぱっぱっぱと置いて、みんな勝手に食べるんだと。そういう家庭でしたね。殺風景だけど少ないエネルギーをうまくやりくりしている感じ。この人には少量の多分フルフェナジンだったと思うけれど、効きました。仕上げは長男のお嫁さん候補ができたことで、そうなるとちゃんと見なりをととのえて、表情は少し乏しいけれども、日本人形のようなきれいな人になっていました。

あの時代のひきこもりというのは、暗数もあるだろうけれども、日本の貧しさが、あんまり問題をこじらせなかったということもあるかもしれないね。脅かさないように少しずつ近づいてゆくと、何か真心が通じるといった感じがあった。

斎藤　不登校は一九七五年以降はほぼ一直線に増加して、今一三万人ですか、中学生のほぼ二パーセントということらしいですけれども。この問題に関連して、かつて中井先生が指摘されていたのは、まず学校的な価値観が子供たちに「強迫の網」をかけていると。偏差値至上主義を奉じながら、親も子供たちも偏差値的な価値観を本当は信じきれていないという二重の構造があるというご指摘でした。子どもたちの多くが、勉強をする目的や意味を信じられずに、ただ強迫的なつじつま合わせを強いられるという状況は、現代においてもほとんど変わっていないんじゃないでしょうか。

中井　あれを書いたのは一九七〇年代、山中康裕さんなんかといて、まあ多少児童に対処した時期かな。私も確かにそのようなことを書いた覚えはあるけれど、変わっていないですかね。

斎藤　最近社会学者の宮台真司さん、上野千鶴子さんなどとお話しする機会があったんですが、お二人とも「学校化社会」という表現をされる。つまり、学校の内部のみならず、社会のあらゆる局面で、偏差値的な価値観が圧倒的に優位になっていると。そういう社会状況を背景として、思春期問題が事例化しているというわけですね。この論調に大筋では賛同しつつも、私がちょっと違和感を感じるのは、要するに偏差値がそれほどまともに受け取られているのか、という疑問があるからです。

学校化という過程を病理的なものとしてとらえるなら、偏差値的な価値意識の絶対化よりは、その価値が信じられないにもかかわらず従わざるを得ないという過程がもたらす強迫性、こちらが問題なのではないか。ひきこもり事例でも、強迫傾向は半数以上に見られますし、いずれにしても重要な問題であると思います。

それにしても、増加に伴い不登校がかなりカジュアルな行動になるとスティグマ性が薄れ、結果的に不登校の事例数が減少するのではと期待していたんですが、そうはなりませんでしたね。今でも不登校の葛藤構造みたいなのは変わっていないのでしょうか。

青木 どうでしょうか。ぼく自身は、学校に行かなければいけないというある種の価値観も、それを信じられないのだけどやらざるを得ないという強迫もともに少しずつ薄らいでいるように感じています。だからこそ、これだけ子どもたちの不登校という現象が増えてきているんじゃないかなと。

中井 昔も、日曜日は元気になって家族と出かけるとか、親友となら遊ぶとか。

斎藤 今は適応指導教室なども利用しやすくなっていますが、当事者たちも、もっとオルタナティブな場所を探して好きなことをすればいいと思うのですが。

青木 学校に行かなければいけないという、今までの前提のようなものが崩れてきた中で、オルタナティブな場所も少しずつ増えてきてはいます。でも、まだ崩れたものに比べて、あまりにも学校という受け皿の変化が乏しいというギャップを感じます。変化といえば、学校の教師まで登校刺激を加えなくなりつつあって、教師の感性よりもマニュアルに従っている感じで、これは新たな問題のようにも思います。もちろん、登校刺激を加えるのがよいという単純な意味ではないのですが。

斎藤　不登校児とは関わりを持たなくていい口実になってしまっていますね。

中井　日本の学校は、かつてはやはり社会的上昇の主な手段だったし、たぶん明治や大正の時代には、教育による社会的上昇がありうるというのは意味があったんです。しかし、今はそれが非常に少なくなってきた。じゃあ学校がどういう機能を果たしているかというと、失業者を不顕在化するための社会的装置ということがあります。日本の失業率、今四・五パーセントぐらいで騒いでいますよね。でもヨーロッパの失業率は二桁だったんですよね、このあいだまで。日本ではひきこもりからパラサイトシングル、あるいはフリーターそれから大学生そのものなど、かなり親の負担で失業者を潜在化しているでしょう。だから日本の失業率はヨーロッパの失業率と意味が違う。

国際比較

斎藤　ひきこもりには嗜癖的なところもあるように思います。特に共依存的な母子関係や、イネイブラーの存在などですね。中井先生の「家族ホメオスタシス」の論文は、私が「ひきこもりシステム」を考える際に参考にさせていただきました。ここで嗜癖的なシステムの病理としての「ひきこもり」を促す要因の一つに、核家族の孤立状況があると思います。つまり、成人した子を抱え込んだ核家族の孤立というのは、けっこう日本に特異的な現象ではないかと思うのですが。

中井　いやぼく、それほど外国のことを知らない。

斎藤　しかしたとえば、欧米などでは子供が成人したら家から出してしまいませんか。

中井　米国では出しますね。日本では昔ほど新聞少年とか、ああいう自立のイメージが肯定的じゃなくなっているんだね。アメリカでもかな。それからヨーロッパでは、成人になっても独身で家族といっしょにいる人ってわりとあるらしい。フロイト夫人の妹のミナさんとか。ヴァレリーの義妹も一生独身で同居してる。プルーストも父母が亡くなるまでは、一人前の作家じゃなくて同居。

青木 実際に、経済的な問題で家族から離れない二〇代ぐらいの青年が、増えてきているようですね。イギリスやフランスなどでも。

中井 ただ両親の離婚も多いよね、日本に比べても。

青木 もっといろいろな家族形態が生まれてきているのですね。

中井 たとえば昔のアメリカはどうだったかわからないけれど、アメリカの作家にはひきこもりというか孤立への憧れがあるね。あるいは孤立への憧れと恐れがある。たとえば、今でもソローの『森の生活』が読まれるでしょう。ポーの『アッシャー家の没落』なんかも、物語だけどまったくの孤立だね。サリンジャーやディキンソンは先に述べた。医者でも早く引退して湖を一つ買って、ヨットを浮かべているとか。ユナボマーも、森の中で化学実験か何かしてた。

斎藤 アジアの場合ですと、もちろん経済的余裕のない地域は別としても、韓国、台湾など、比較的豊かないわゆる儒教文化圏などは、日本と構図は似ていると思うのですけれど、問題になっているという話は聞きません。日本の民間の支援団体が援助しようと広告しても、一件も相談がなかったという話を聞きました。

中井 韓国はけっこうあると言っているね。けれど、相談に行かないのかもしれない。

青木 そうですね。相当なところまで、抱えこんでいるのかもしれませんね。

斎藤 問題があると親戚が介入するんじゃないでしょうか。

中井 これは韓国の人から説明を受けたので中に

入ったわけではないんだけれど、外に対しては非常に防衛が強いけれど、中に入ってしまったら、溶鉱炉みたいにメロメロなんだって。たとえば結婚すると、奥さんのお母さんに徹底的にかわいがられてしまう。そういうところには入り得るかもしれない。かすかに覚えている日本の昔の大家族ね、一人や二人はぶらぶらしている人がいたよね。

斎藤　高等遊民ですね。『それから』の代助のようなな。ただ、代助の場合は意識的に就労しないわけですが、ひきこもっている若者の多くは、就労を切望しつつひきこもっているという印象なんですよね。私が国際比較を考える上で参考にしたのは、実は中井先生の「昭和を送る」という論文なんです。

中井　よく手に入れられましたね。あれは後から追加改訂したんですけれど、出てませんでしょう。

斎藤　ええ、さるところから入手しました。その中で先生が、一家心中が日本に多いということの説明として、西洋人であれば「それは個人の自立が十分ではない」と言うであろうし、アジア人だったら「何で親戚が助けないのか」と批判するだろうと指摘されています。この指摘はひきこもりにも適用可能なんじゃないでしょうか。

中井　たぶん適用可能でしょうね、経済的な一家心中も日本特有かな。華僑は三年ぐらい重症の精神病者を抱え込む。けれど、それで治らないと家族会議を開いて病院に連れてゆく。そうなると誰も面会に来ない。これは林宗義先生から聞いた話で少し古いかもしれないが――。日本でも農村に比べて漁村のほうがそういうパターンだと、ある島の精神科医に聞きました。もっとも今は行政区として純漁村というのはないそうだけれど。アメリカ人は破産したら翌日から起業しようとするね、新しく。中国人もかな。われわれは潰れこむだろうと思うけれどね。

斎藤　自立の意識の違いはあると。

中井　日本人は直系親族だけはお金の貸し借りに証文要らないけれど、叔父から金借りたら、返さないとまずくなるでしょう。大人の兄弟でももう怪しいよね。そういう意味では昔から小家族だよね。大家族は大家族で大変なのは、『魯迅伝』読んだら、魯迅が北京大学を辞めて教え子と一緒に逃げるよね、あれに対して『魯迅伝』に、そういう恋愛の理由もあるけれど、北京大学教授になったら親戚を二〇〇人養わなければいけないそうだね。北京大学の教授の給料というのはけっこう高いんだろうけれど、なくなっちゃう。

斎藤　食客というか、かつての居候みたいな。でも居候ってないですよね、最近は。

中井　昔は居候とか書生だとかね。書生というのは、あれは過渡期の現象だろうけれど。地方から上京した優秀な青年が、東京で成功した先輩の家に住むというのが、書生の定義らしい。森田療法の原型だと大原健士郎さんが言っている。あの人は森田先生と同郷なんだよね。森田先生自身がそうだったのかな。

斎藤　韓国の人にひきこもりが少ない理由を聞くと、だいたい真っ先には徴兵制があるからという言い方をされます。ただ、こういう解釈だと日本も一八歳の奉仕義務が予防効果があるんじゃないかみたいな話になってしまう。

中井　今度義務にするとかしないとか。だけれどあれは、行かなければ監獄に行かなければいけないとか、そんなことはないわけでしょう。

斎藤　ただ青少年の行動記録がデータベースとして残るんじゃないかというところがいやなところですね。活動に参加したか、しなかったかみたいなことも含めて。

中井　ああ、なるほどね。

斎藤　ある在日三世のひとの指摘なんですが、やっぱりまだ功名心がありますと。一家の名をあげたいという。これはやはり最近の日本の青少年にはまったくない発想だと思うんですね。それが良いとか悪いとかではないんですが、自分をアイデンティファイするときに、自分はどこどこの家の出であるみたいな意識って、もう全然なくなってしまって、まったくそんなのは誇りにもならない。ただ、そういう家系とか血縁の意識は、アジアの多くの地域ではだいぶ残っているのではないかという気がするんですね。

中井　日本はもともと薄いのかな。四代前のことを知らないというと、中国人や韓国人は呆れる。文明人じゃない、という感じで。

青木　アジア・アフリカの国の中には、限られた数の大学しかなく、受験競争が日本よりもはるかに厳しい状況にあって、一時の日本よりもさらにあらわな形の危機をとっているところがあるように思います。そのときの危機は自殺企図であったり、もっと激しい形で現れてくることが少なくないように思いますね。

現代の日本の危機というのは、なにかこう真綿で首を締めるような、生きる目的が見えない、あるいは自分の生きる意味が見えないというような、明瞭ではない、押しても手ごたえのない危機というのでしょうか、そういう中でなにかを見つけなければいけないというように、危機というものが変容してきているように思います。

中井　ぼくはどこかに書いたけれども、小学校六年生の卒業式のときに、中学校行くやつは殴られるんですよ。高等科のあと二年で就職する人に。その殴られるときに、彼らが言っていたのを覚えているね。お前たちを殴れるのはきょうが最後だと、これからあとの人生はお前たちにこきつかわれるんだということを言っていた。階級意識というのが非常にはっきりあった。それは戦争中であるけれども。もう戦後になっていたか、戦後まもなくだ。

青木　やっぱりそこで中学に入るか入らないかと

いうのはすごく大きな岐路ですよね。

中井　私の六年のクラスの級長六人のうち、京大工学部の教授になったのが一人、これは市長の息子だったんですが、そして私。あと一人は、中学校に行くのを拒否されて自殺しているよ、そのとき小学校六年で自殺だね。もっともあと数年彼がひきこもっていたら、彼の家の田んぼは高価で売れたわけだけれど。あと一人が結核で、高校時代に病死。一人は工業高校に行って工員になったかな。最後は極貧の人で、靴磨きから始めて靴屋さんになったな、二六歳で。ぼくの靴をつくってくれた。それは一種の立志伝なんだよね。

ひきこもりと成長

青木　ひきこもりのことで少し思うのは、子どもが成長していくときに、たとえば昔ならそれこそ広っぱで野球をしたり相撲をしたりしていたのが、今は野球大会になったり相撲大会になったりスポーツクラブになってしまう。自然発生的な遊びとかそういうものがほとんどなくて、大人の目の届かない子どもだけの集団や場がなくなっている。かなり小さいときからスイミングスクールに行ったり塾に行ったり、ほとんど二四時間が大人という存在のもとに管理されている。そのあたりが、ひきこもりと裏表みたいになっているような気がします。安全な居場所がないので、家庭にひきこもるしかないというような…。発達する中で大人というものがいない、自分たちでなんとかやりくりしなければいけない場所というものを経験せずに思春期を迎えていくということが、ある種のひきこもりの長期化みたいなことに並行して進んでいるように思うのです。

斎藤　そうですね。たまり場を先生が発案されたというのも、まさにそういう意味ではないかと思うのです。全部システマティックになってしまって、すぐその中に回収されてしまうんですね。

中井　その青木先生が言われた中にね、孤独の体験もあると思う。

青木　確かにそうですね。

中井　今は孤独に対する耐性がほとんどない。戦争中から戦後にかけて、孤独というのはプラス価値を持っていたんだよね。たとえば戦後まもなく読まれたリルケという詩人の本なんかでは、孤独というのは非常に大きなプラスとして書かれていたよね。それの亜流というか影響を受けた堀辰雄の小説なんかは戦中戦後よく読まれて、そこでも非常に孤独が豊かなものとされていた。戦争中、兵士や学徒動員では、一人になれるというのは珠玉の時間だったんだ。

今は子ども同士のインタラクションというのも減っているんですかね。一方では、友だちを持っているということは大変な威信になっているね、成績よりも。友だちがないということは大変な劣等感であり、自分に悪いところがあるからであるとか、そういう悩みの原因になっていますね。ひきこもりはやむを得ず、彼らにとってはやむを得ずなんだね。

斎藤　みずから選んだものではないという、そこがまさに問題なんですが。

青木　斎藤先生が、「外傷に対する免疫がない」ということを言われていましたよね。確かに、子どもたちの遊びに勝ち負けがなくなってきている。たとえばファミコンなどは終わりのない戦いで、リセット、リセットとやっていけばいつか勝てるわけです。小さな負けを繰り返し経験する、それも体の痛みなど、いくらかの身体感覚を伴ったような悔しさを経験する機会がなくなっている。そういう負けの経験を成長の中でしっかりと味わうことも、ひきこもりを少しは防止することにつながっていくのではないかと思うのです。

斎藤　おっしゃる通りで、やっぱり身体感覚の伴った痛みの経験が重要なんでしょうね。たとえば偏差値の優劣が負けの意識に決定的につながらないのは、テレビゲームと同様、その価値観をどこか信じていないというか、そんなのはどうせ虚像だみたいな意識を、親や教師によって持たされているためかもしれません。

中井 サリヴァンは前思春期の前、学童期の前半、小学校三年ぐらいで経験するピア関係を重視しますね。この関係で重要なのは、コンペティション（競争）とコーポレーション（協調）、それからコンプロマイズ（妥協）か。だから三つのCだけれど、それがゲームを成り立たせる。そのルールにしたがって競技をして、負けてもそっちの方が楽しいんだと。ドラえもんの漫画では、この三つのCのバランスが崩れると、ドラえもんに助けられてもろくなことにならない（笑）。

斎藤 ひきこもり青年の支援活動で有名な富田富士也さんというかたが「せめぎあって、折り合って、お互いさま」ということをよく言われるんですが、これは「三つのC」そのままですね。

青木 ある評論家のコラムで読んだのですが、最近の子どもたちは相撲遊びをしなくなったと。しかし各地で相撲大会はたくさん開かれて全国大会まであって、競技人口はすごい増えている。だから相撲界は隆々たるものだとありました。でも本来の相撲遊びというのは、ものすごく原初的なんだけれども、自分たちで線を引いて、そこから出たら一応負けとするとか、いろいろなルールの原型を持っているんですよね。その相撲遊びみたいなものこそ、本当は隆々としてほしいんだけれど。

中井 そういう意味では日本は社会主義国以上に、スポーツを組織しているんだね。戦争中も今ほど組織していなかったよ。

青木 今は、子どもたちの遊びや時間が管理されているんですね。

中井 戦争中というのはすごく組織したいやつが多かったんだけれど、まあそこまで気が回らなかったのかもしれない。ぼくは投げ飛ばされた方が多いけれど、投げ飛ばす快感も知らんではない（笑）。

ヴァレリーのひきこもり体験

斎藤　中井先生が翻訳された『若きパルク』のヴァレリー（一八七一－一九四五）も、精神的な危機からひきこもっていた時期があるらしいのですが、どのような体験だったのでしょうか。

中井　彼はすごい田舎に生まれたわけね、地中海の。だいたいプロバンス（南仏）出身のアカデミー・フランセーズ会員というのは、二〇世紀だと彼が最初というくらい、南北較差があるわけね。そこの港町に生まれて、パリに出てくるわけです。「私は二〇歳だった。私は思考の力を信じていた。私には生きるべきか生きるべきでないかという妙な悩みがあった。時に私は自分の中に無限大の力を感じた。しかし、現実の問題の前では消えてなくなるのだった」という一節で始まる当時の回顧がある（ポーの『ユリイカ』を主題に、一九二四年）。

斎藤　ひきこもり心性とぴったりですね。

中井　彼はそのころすでに詩を書いているんだけれども、おそらく一〇代の詩というのは経験の少なさが卓越した知能とあわさってできるようなものなのですね。

数学は二二歳の危機のときからやっているわけなんだけれど、ランボーが詩作をやめてアフリカに行ったように、彼は詩をやめて高等数学に沈潜したと伝説化していた。彼の二三〇冊以上のノートが、あれは死後五〇年は発表しないというはずだったんだけれど、ドゴールが原子戦争近しというので一九五〇年代に発表してしまって、それを見ると、級数の計算なんか間違っているとか、四色問題に挑んで堂々めぐりしているとかで、なあんだ、大したことないんだということにこの五〇年なってしまうわけですよ。だけれど、最近日本の物理学者が読み直して、当時最新のかなりのものを読んでいる。ただし、これは数学者や物理学者の読み方ではない、と。書き込みは傍線を見て、全然わからん人が無理しているわけじゃないなという論文を日本の『ヴァレリー研究』に載せましたけれど（今井正隆「VALERY KENKYU」一巻、一九九九）。

斎藤　こじつけめくのですが、ひきこもりの人はけっこう理系指向の人が多いんですよ。それだけでヴァレリーと結びつけるのは乱暴なんですが、しかし、なんで数学だったんでしょうか。たとえば彼には分裂病親和者みたいなところがあって、何かそういう幾何学的なものへの憧れがあったのでしょうか。

中井　彼の論文には「自我とは無数の変換群を統一する一つの不変群である」というようなことが書いてあります。それから彼がしきりにノートに書いているのは、体と心の関係を数式でなんとか表そうということですね。

斎藤　ラカンなんかも後期はマテームと称して、心の位相幾何学的なアナロジーに沈潜していたわけですし、ソシュール晩年のアナグラム研究も、ちょっと通じるものがありそうですね。

中井　そういう記号の操作というのは、あるていど表現療法になるのかもしれない。数学というのは、たとえば分裂病とか精神的危機を超越している、ある意味では。ヴァレリーは「ジェノヴァの危機」（一八九二年秋）のあと二年くらい何をしていたか、分らないんですよ。そして、一八九四年からノートを書きはじめます。最初に「マックスウェル、ファラディ、エジソン」なんか書いてあって、二ページ目には数学めいたことが書いてある。しかしその下に「孤独を感じ、邪念の、不幸な時の終るのを狂わんばかりに願った何千何万の記憶よ。認識の断片の……形をなさぬ堆積よ、一分以内に生きた数年……一瞬間に成った壮大な事業…

…されど、これらの廃墟に一輪のバラなきや」とある。ここから数学をやったというのは、謎ときでもあり、精神の体操でもあると思っていたのではないかな。ただ彼はひきこもりといっても、かなり散歩はしているな。

斎藤　世間とのつながりはほとんどなかったんでしょうか。

中井　いや、少数の親友、ことにアンドレ・ジッドとのあいだの書簡集は一八九二－一九三年も相当な量です。一九〇〇年に結婚してアバス通信という、今の共同通信みたいな通信社の社長さんの個人秘書になるわけです。いろいろな国際情勢をまとめて話したり、文学を読んでやったりしていた。午前中だけ。後期は老人介護みたいです。この社長が大戦後に死んで、四万フランの金貨を残してくれる。彼が詩を書きだすのは多分一九一二年の一二月ぐらいかな。最初は数学みたいなつもりで一人で書いていたらしいのだけれど、それが一七年に出たら、途端に彼は脚光を浴びて、そしてサロンなんかに次々呼ばれた。

斎藤　ヴァレリーの言葉として先生が引用されている「人は自分と折り合える程度にしか、他人とも折り合えない」という、こういうことを言えるというのは、やはりひきこもった経験があるからかなとも思うんですが。

中井　自分と折り合うのが大変だったのでしょう。彼は貧乏で書斎がないんだけれど、午前四時から八時に家族が起きだすぐらいまで仕事をして、それからサロンに出かけていったりするわけだな。もう八時ぐらいに休むというのは、どうも夜にものを考えていると危ないということがあったのかもしれない。

斎藤　多くのひきこもり事例は昼夜逆転で、夕方起きて明け方に眠る生活です。

中井　明け方に起きるというのは、危険を察していたのかもしれない。ランボーなんかも朝早く起きて、だいたい暁の詩が多いですけれどね。ひきこもりに似ているけれど、はっきり目的を持っているのはプルーストね。彼はお父さんの田舎が舞台でしょう。実際はお父さんの方よりも、お母さんの方がユダヤ人で、非常にリッチなんですよね、パリの人です。田舎の秀才のお父さんがパリに出てきて、最後にソルボンヌの医学部の教授になるわけだけれど、お父さんの田舎をすごく美化して書いている。少年時代、そこにしょっちゅう遊びに行くんだね。その楽しい記憶が彼の一つの資源だよ。

お母さんが死んだら、コルク張りの部屋にこもって、ただただ書くんだよね、小説を。ただそういっても、夜は出るんだね。夜は友人と一緒に出かけて、ホテルリッツなんていう高級なところでビールだけ飲むとかね。彼はアレルギーでぜんそく発作をすごく怖れて、最後はほとんど食べずに、餓死に近いようなところで書いているんだよね。ひきこもりプラス拒食症みたいだけれど。でも、窃視症に近い人間への孤独な好奇心はずっとある。それも小説の大きなこやし。

斎藤　日中はひきこもって夜になると出歩くというあたり、ひきこもりの生活形態と似ていますね。もっとも、ひきこもりが夜というのは近所の視線があるからなんですけれど。

中井　少しオプテミスティックにすぎるかもしれないけれど、イギリスの歴史家A・J・トインビーは、『歴史の研究』の中で、クリエイティブになる前にはウィズドローアル（ひきこもり）があると書いていた。

斎藤　創造性の上でひきこもりの部分というか、ひきこもり過程みたいなものがないとまずいかなと思うのは、むしろ現代の健常な若者のほうをみていて感ずることですね。彼らは過度にコミュニカティブで、常に携帯電話なども用いて仲間とつながりあっているため、妄想が育まれる時間もまったくないわけです。葛藤しないからフィクションを必要としないし、悶々と片思いするよりも、すぐ告白して性関係までいってしまう。味気ないと言えば味気ないですね。

中井　五千円札の新渡戸稲造はね、人生のかなりの部分、デプレッションで海浜で過ごしています。昔はデプレッションでなくても結核でも、病気というのはそういう機能を果たしている。堀辰雄なんかは、「私から結核を抜いたら何が残るか」といったそうだけれど（笑）。

斎藤　結核は大きいですね、そういった意味で。かつては、単に感染を恐れるだけではなくて、ただぶらぶらしているというか、怠けて遊んでいるんじゃないかみたいな差別的な見方があったんじゃないでしょうか。この点、現代のひきこもりに向けられる視線と共通するものがあるように思います。

中井　あったんだと思いますね。結核はぶらぶら病だというのがね。もう一つは、やはり感染の恐れで、その家の前は走って通るとかね。また、あれは意識を明晰にする病気だったのかもしれないです。結核というのは、死ぬ一〇分前まで意識明晰なんですね。

ひきこもりと訪問活動

青木　誤解がないように言っておきたいんですが、基本的にひきこもりというのは、ある種の休養や充電というようなポジティブなイメージも十分持っているものであるし、いいとか悪いとかという価値判断でとらえるものではないですよね。ひきこもっている時間を少しでもその人にとっていい時間にしていくというか、少しでもひきこもりの質を向上させることから、まず始めていくというアプローチが安全でもありますよね。

この座談会の前に斎藤先生の『社会的ひきこもり』（ＰＨＰ新書、一九九八）と、中井先生の『分裂病の回復と養生』（星和書店、二〇〇〇）をもう一度読んできたのですが、斎藤先生があの本で提起されている重要なポイントのひとつは、ひきこもりを結果として見るんじゃなくて、ひきこもりの結果、二次的にいろいろな問題行動が起こってくるということに注意しなければいけないということだろうと思うのです。

続いて中井先生の本を読んでいると、ひきこもりからの回復過程と、分裂病からの回復過程というものが重なってくる部分が非常に多いと感じたんですね。たとえば、積極的に何かをするというよりも、何か回復を妨げているものを除いていくような発想というのでしょうか、そういう回復過程の考え方がかなり重なって、いろいろおもしろいなと思いながら読んだんです。

そして、ぼく自身はどうしているかなと思ったときに、結局ひきこもっている人に外に出ろといってもなかなか無理なんですけれども、でも少しでも動いて経験しながら考えるというところにもっていくにはどうしたらいいか。中井先生の受け売りになるんですが、先生は分裂病の回復過程で、生産よりも消費を先にするようにと言われていますね。実際ぼくも、働くよりも遊びが先だと。お金を使うようなことができるようになって、初めて稼げるようになると。あるいはひきこもる人たちの場合「何かしなければいけない」と思っている人が多いので、何かするよりも、まわりの人をじっくりと見る観察者になること、見ることの方が先じゃないかと。まず見ることができるようになって、次にすることができるようになる。だからまず、よき観察者になることが大切なのではないかと。

中井　分裂病の人は、一室にこもっていても、少なくともある時期までは心理的にはまったくひきこもっていない、寒風にさらされて荒野に立っているのと同じなんだね。そこが違うと思う。

田嶌誠一さんという九州大学の心理の教授に去年、甲南大学と合宿したときに来てもらってね。心理の人というのは四〇分のカウンセリングでお金一万円とか何とかいうのを夢見ていたのではだめで、とにかく泥まみれにならなければいけないという話をしていた。自分も学生相談室にいたときに、九大の学生が家で二階の一室にこもって暴れていると。その学生の体重が一〇〇キロあるというのだね。九州人は実践派だから、彼は行くんですよ、その家に。そして階段をのぼりながら、なんて言おうかと思うわけ、相手は一〇〇キロだしね。階段を上るときに頭をよぎったのが、電話の一回分が三分である、最低料金がね。三分だったら相手にしてくれるだろうと。だからドアを開けて、自分は九大のかくかくの者であって、怪しい人間ではない。で、三分だけきみと話をしたいと。三分たったらもう話が途中でもぼくはやめて帰る、三分いいかと言ったら、三分ならいいと言ったそうだ。それで三分たったらぱっとやめて下りていって、そうしてその翌日また行って、三分、三分とやって、それで解決していったと。これはね、九大の非常にプラグマティックないいところが現れてると思うんだよね。

青木　そうですね。この三分というところがすごくいいですね。

中井　「壷イメージ療法」を発明した人だけあって、階段をあがるあいだに、一種の窮地の中で、三分というところを思いつくあたりが、なかなか。

斎藤　その瞬間に浮かんだ言葉だから説得力があったんじゃないかと思いますね。青木先生も書いておられましたけれど、しかるべき時期というかタイミングをいかにとらえるかが重要なんですね。ひきこもってしまうと、時間がのっぺりと平坦化してしまって、そういう偶然が起こりにくくなってしまうという印象があります。

中井　そういうとき、家に行って離れにでもしばらく座って帰るとかね。なにかホメオスタシスをちょっと変える。

青木　風通しをよくする。

中井　ゆらぎをつくりに行くわけで。

斎藤　直にあれこれ説得するよりも、それとなく治療者の存在をアピールするだけでいい。

中井　これは分裂病の例なんですけれど、私が東大病院におったころだから三〇年以上前になりますがね、ある精神科医が神奈川県の精神保健センターにいて、通ってこない分裂病の人のところに薬を持っていく。患者の家のドアを開けて、敷居においておくわけね。一週間たってみると薬飲んでいない。で、それを新しい袋に変える。今度はちょっと入って、かまちに置くと。それを繰り返すうちに、薬が減っているようになるという話があった。この男が、自分はこんな医者以前の情けない、つまらないことをしているんですよと言うもんだから、何言っているんだ、それは非常にもう最高のことをやっているんだということを言ったんですけれどね。

青木　家庭の中に他人が入って来る、しかもどおっと侵入的に入るわけではなくて、少し風通しがよくなるような入り方というのでしょうか、脅かさないような配慮的な入り方という、そこら辺の判断がケースケースで大切になるんだと思います。

中井　家系を見てみて、いとことかそういう人に頼むこともある。母方の叔父さんというのはわりといいんだと書いたこともあるんですけれど、父方はどうもまずい。家の名誉にこだわっているからね。

斎藤　そういうおじさんやおばさん、あるいはいとこ関係が、交流が乏しいせいもあって利用できない場合が増えている気がします。これから少子化でさらに減りそうですね。

いま民間でひきこもり事例の訪問支援活動が非常に盛んになっています。ただみんな無手勝流でやっているものですから、さすがにずかずか中に入り込んだりまではしないまでも、外からお説教だけするような人もいたりとか、非常に玉石混交のような状況なんですね。今のようなちょっと行って帰るだけでいいという部分というのもけっこうあるんじゃないかと思うんですけれど。そのあたりが、なにしろサービス精神が旺盛な人が多いので、来た以上は何時間かいなきゃいかんと思ってしまう。

中井　それに関して思い出すのは、ぼくが精神科に行こうと思った時に読んだのは精神科の本じゃないんですよね。ウイリアム・シャラーの『ゴリラの森』という本です。シャラーというのはゴリラ研究家。日本隊というのはゴリラにアプローチしようとして失敗してチンパンジーに転ずるんですね。なぜ失敗したかというとゴリラはタケノコしか食べないんだ。だから日本の餌付け法というのはだめ。それから集団で行ったらだめらしい、ゴリラは一種の家族に近い形で移動するけれども、非常に集団に対して警戒するわけね。

シャラーはゴリラにアプローチした最初の一人でしょうね。彼がゴリラの森に入っていったら、ゴリラが全然いないんだけれど、フンがいっぱいあるんだ、だからゴリラはいる。森を歩いていると、なにかゴリラにしきりに見られているような気がする。まなざしを感じる。それで彼は、人間だからいかんのだろうと。で、森の一部になったらゴリラは出てくるんじゃないかというわけで、森の中で立っているんですね、ぼーっと。だいたい森の一部になったかなと思えたころ、ゴリラが出てくるわけですよ（笑）。

ゴリラはひきこもっているわけじゃなくて、その性として騒がしいのが嫌いで、また一種類のものしか食べないのだけれど、シャラーは最後にはね、ゴリラと一緒に壮大な夕日を見たり、背中合わせでうたた寝するというところまでいくわけだ。

だけれど、彼は能動的に動かない、ゴリラの方がそうしてくるわけ。それまでじいっと待つ。

それでぼくは、「うん、病棟の一部になったら、分裂病の人にもそんなに私は脅威にならんだろう」と思ったんだね。これで精神科にいけると思った。

斎藤　非常に示唆的なお話ですね。訪問はどうしても善意の押しつけになってしまうんです、訪問してあげているみたいな感じに。まあ金を取るのは当然だからいいとしても、ちょっと出そうという圧力をかけなければ金を出してくれている親に申し訳ない、みたいなところが出てくるわけです。

中井　ひきこもっている人は全アンテナを集中している。

斎藤　部屋の外で起こっていることはすべて聞き耳を立てています。

青木　学校の担任の先生の家庭訪問にしても、あまり侵入的でなければ、たとえば来てなにかプリントを渡すとか、ちょっと話して帰るとか、来たというサインを送って帰ってくるようなことを続けるというのは、やはり大事なことではないかと思います。

中井　さっきの薬の袋を置いていくとかね、三分と言うとか。

青木　ある子どもが言ったんですけれど、先生が半年ぐらい二週間に一回来ていたけれど、自分は全然会わなくて、あるときぱたっと来なくなったと。そのときに自分は学校から捨てられたんだというふうに感じたと言った子がいました。なるほど、会わなくてもなにかのあとがある、あるいは来たということはすごく支えになっていることがあるんだなと思いました。定期的になにかやり始めたことは、あまり不用意にやめないということも大事なことだなと思います。

斎藤　ぼくもそう思います。親もそうなんですよね。親が働きかけを始めると子どもはうるさがるんですけれど、やめるとやっぱりがっかりしてしまうというか。結局、ひきこもっている人の考えていることというのは、いつ見捨てられて家から追い出されるかという危機感ですから。親から定期的に見捨てていないというサインを出し続ける必要がありますね。

青木　学校の先生の家庭訪問でも、最初から無理な計画で毎日行くとかじゃなくて、仕事の合間で、自分でできる間隔で計画を立てるというか、それを続けていくということが大事なことなんじゃないかなと思います。

斎藤　そうですね。間があいても、とにかく定期的に来るという。

中井　関西弁でいう、アホにならなあかんね。賢く、小ざかしく動いたら全然だめだね。

いじめのＰＴＳＤ

斎藤　ひきこもりに関連して、今日はいじめの話をぜひうかがっておきたかったんですが。私が最近経験したケースで残念ながら自殺されてしまった、三〇歳代の男性なんですが、この人はずっと幻聴があったんです。大きな店に入ると、時折「万引きしろ」という幻聴が聞えてくる。ただ、症状面では抑うつ気分が主体で疎通性はきわめて良好だし、幻聴以外はまったく分裂病らしいところがない。これは何だろうと思っていたんですが、あまり文献的にはみあたらなくて。唯一これだと思ったのが、中井先生がＰＴＳＤ事例にみられると報告された「聴覚性フラッシュバック」だったんです。

中井　分裂病との判別を、一応試みとして『最終講義』（みすず書房、一九九八）で書いた。

斎藤　なかなかそのあたりの文献がなくて、あれは先生のオリジナルですね。

中井　あれは一応ね、手探りオリジナルですね、文献を全部探したりというのは全然やっていないから。

斎藤　「聴覚性フラッシュバック」の場合、幻聴の主が特定できることや、自分で意識的に起こせることとか、分裂病の幻聴とは明らかに違う特性をいくつか挙げられていたと思うのですけれど。なぜこの話をしたかと言いますと、いじめからひきこもりに至った事例が少なくないわけですね。これは明らかにいじめのＰＴＳＤ群として通常のひきこもり事例から分けて位置づけるべきではないかと考えているわけです。

中井　日本のいじめの陰湿さというのは、平安時代の女御更衣以来そうじゃないですか。源氏物語の昔から、子どもだけじゃなくて、教員室のいじめもかなりのものであるらしいし。

斎藤　中井先生が「いじめの政治学」に書かれている過程、つまり孤立化・無力化・透明化みたいな過程をまさに経てきて、ひきこもってしまっている人というのもけっこういるわけなんですね。通常のひきこもりの人の自殺率はそんなに高くないと思うんですけれども、いじめ被害者は例外的に高い印象を持っています。

中井　「いじめの政治学」か。ある新聞記者がぼくに言ったのは、自分の娘がいじめられているのを知って、あの「いじめの政治学」を、子どもが書いたものとして話して聞かせたら、彼の娘は「その子ってよくわかってるわね」と（笑）。

斎藤　いじめの基本的構造は、昔から何も変わっていないということですね。

中井　私は、いじめのＰＴＳＤの治療の機会はわりとあるんですけれどね。まあアートセラピーの世界になるけれども、誘発線法というのがありま す。北海道大学の伝田さんのきっかけ法でもいいんですけれどね。これはね、分裂病の人は一番ポピュラーな反応をするんです。そして、いわゆる健常者が一番変な反応をするという点でおもしろいんです。

この方法を使っていると、だんだん山場に近づくのですけれど、その山場で、私はいじめた人のモンタージュをやるんです。その人、目細かったかとか、太かったかとか、眉毛は濃かったとか聞きながら、自分をいじめた相手の顔を画用紙に描いていく。だいたい五分で、ああそっくりですっていう。

斎藤　絵心がないと難しいでしょう。

中井　いや、それはそんなことない、だれでもできると思うのですがね。髪の毛分けていたとか、薄かったかとか。

斎藤　むかし南伸介がやっていた「減点パパ」ですね。

中井　そうそう。それを目の前でやるわけで、楽しむわけです、いやもうちょっと目がつりあがっていたとかね。そうすると、笑いだすんです、タイミングがよかったら。いじめる相手というのは頭の中でものすごく大きくなっているんですね。それが戯画化されて、等身大になるというのかな。

青木　顔ですか、なるほど。

中井　滑稽に思えてきたということを、少なくとも二人はいいましたね。この方法でフラッシュバックが消えたというケースもあります。

斎藤　いじめのPTSDというのは、いわゆる複雑性PTSDだと思うんですね。通常のひきこもり事例よりも、ずっと治療が難しいという印象がありますｍ。しかし、このモンタージュ法には意表をつかれました。侵襲性も少なそうですし、ぜひ試みたいと思います。

中井　このモンタージュは元来、痴呆老人の重要人物を思い出すために八〇年代に私が編みだしたんです。あなたの夫はどうでしたかと、軍人でしたら軍服着せて、まあそんなことですけれどね。ただ、タイミングが大事ですね。

斎藤　あるていど患者さんに絵をかかせる作業に慣れてもらってからでしょうか。

中井　いや、私のほうが描くのでね。

斎藤　いわゆるＥＭＤＲとかＴＦＴ（思考場療法）とか、イメージを利用したセラピーってあると思うのですけれど、そのあたりの先生の評価というのは。

中井　ＥＭＤＲね。確か眼球振盪は非常に低いレベルから前頭葉まで五段階の制御なんですね。脳の一番上から下までを眼球振盪が制御に関係している。ということは、脳のカイロプラクティックみたいなものですな。ぼくは日本に教えに来た人にそう言ったら苦笑いしていましたけれどね。それが一つね。

もう一つは、私自身経験したんだけれど、私は多発性の脳梗塞をやっているんですがね。じつはその後も三回眼球震盪発作を起こしているんです。それは非常に激しい発作で、友人のドクターに電話しようと思ってもね、名簿が一本の黒い線に見えるぐらいでしてね。最初は四〇分ぐらいか、次は三時間なんぼで、これにはまいりましたな。四〇分ぐらいのはすかっとするんです。三時間なんぼは、あとだいぶまいりましたがね。ただ、ひょっとすると私の脳が自己治療しているのかな、と。プラスマイナス両面があるんだろうと思うんだけれども。

斎藤　やっぱりイメージを利用するというところは共通しているというか。

中井　そう。しかしイメージなしでも、ひょっとしたら眼の振動に何か意味があるかもしれない。失恋した人が各駅停車で能登半島あたりに旅行するというのは、鉄道眼振が多少役に立っているのかも。

斎藤　ＴＦＴはツボ刺激ですね。

中井　だけれど安克昌さんが言っていたのは、ＥＭＤＲはやっぱり仕上げだと。最初からＥＭＤＲをやろうというのは非常に軽いケースで、アメリカ人が示したケースも非常に軽いですよね。軽いケースならともかくとして、重症の例の場合は最初からああいうことをやってそれで治るなんていうことはない。治療関係がなくて、こんなことだけしているんだったら一八世紀ですよね。

青木　いじめによるPTSD自体がわりと認知されにくく、「いじめぐらいで」というような評価をされやすいように思います。もっと激しい事件などの場合にはPTSDとして理解されるのですが、いじめのPTSDの場合は「そんな昔のことをまだ言っているのか」というような反応が決して少なくないように思うのです。結局周りからも認知されにくいし、本人の中にも恥というかそういう感覚があるから、本人も閉ざすし、周りも認知しにくい。もう二重に、なにかこう理解されない構造になっているんですよね。

中井　そうですね。お前いじめられているだろうと親に言われたら、親を殴りつけるというぐらい子どもにはプライドがありますよ。

斎藤　いじめで自殺というのはよく報道されますけれど、時間差で死んでいる人がけっこういるんじゃないかという気がしてならないんです。学校時代はなんとか乗り切ったけれど、卒業してから絶望したまま死んでしまったみたいな。それは報道されないということで、けっこう暗数になっている気がします。

中井　今の子は、実態はどれぐらいなのかわからないけれども、私の若いころ、分裂病の幼年時代というのはいい子、反抗しない子だったんだけれど、神戸大学に赴任して、だんだん八〇年代後半から九〇年代にかけては、いじめられたことがあるという話に変わってきましたね、いい子じゃなくて。いじめというのが前景に出てきた。それまでは言わなかったのかな。あるいはいじめという現象が、そんなに激しくなかったのか。

斎藤　ひきこもり事例は、まあいい子が半数以上で、いじめが二割か三割ぐらい、いやもっといるかもしれませんが、そのくらいの印象を持っています。ただきっかけがわからないという人が案外多いんですね。どうも言えずに隠してるというよりは、本当にわからない。

青木　自分でもわからない人が。

中井　いったん岩登りで滑ってザイルにミノムシのようにぶら下がったら、眼の前の岩がすごく遠くみえるようになる――。

斎藤　きっかけはさまざまですが、いったんひきこもりが長期化しますと、それこそホメオスタティックなバランスが成立して安定するんですね。こうなると、その後の経過はかなり単純なものになってしまいます。入り口はたくさんあるのに、あとは一本道の単調な風景が続く。ただ安定と言っても、境界例でいうところの「不安定の安定」という感じですね。むだな努力、つまり叱咤激励というのを延々と繰り返す家族と、それに反発する本人という構図が続く。私の基本的な対応方針は、そのホメオスタシスをいかに崩すかなんですけれど。ここらへんはもう家族を操作するしかないというか、病院に来ませんのでね、ご本人が。そういったケースを診るべきかどうかという問題も当然あるんですけれど、私は親の相談に応じるという形でやっています。ただどうしても、ああしなさい、こうしなさいになってしまうんですけれど。

家庭内暴力について

斎藤　家庭内暴力のこともちょっと伺いたかったんです。日本では七〇年代後半ぐらいから、子どもから親への家庭内暴力とか、それに基づく親殺し、子殺しが毎年のように起こっています。けっこうひきこもりが背景にあったり、それほどではなくても親子関係が密室化してしまっている家庭が多いように思うのですが、こういった場合の介入についてはいかがでしょう。

中井　私の経験したケースでは、お父さんは逃げてしまって、自分の母親の家にいるんですけれどね。やっぱりよくよく見てみると父親が暴力ふるっているね、お母さんに。それの言質というのが、まったく本人の言いがかりと同じなんですね、母親に対する。そういう一種の世代間伝達というのもあるんじゃないかな、すべてではないけれどね。

もう一つは本人の恥辱感があるな。ただいつも暴力をふるっているやつはいないので、要するに荒れモードとそうじゃないモードがあるだろうと。そういうモードの切り替わりについては、多重人格のスイッチングの体験のように聞くのが一つですね。

斎藤　今「モード」の話をされましたが、確かに家庭内暴力のケースを見ていると、すべてではないですけれど、一種の家庭内境界例みたいな感じになっていて、解離というかスプリッティングの病理が前景化している印象はありますね。それこそよい母親、悪い母親みたいになっていて、悪いときにがあっと荒れて、荒れたあとですごい反省して泣いて謝ったり、延々とそれをやっているケースが多い。

中井　母親の認知の問題から自分のモードの問題へと還元できるかもしれない、彼と話できるところまでいけばね。

斎藤　要するにそこに訪問的に介入していくと、けっこう沈静化するのでは。少なくとも通常は、他人の前では暴れませんよね。

中井　後で「何であんなの呼んだ」といって荒れるケースもあるね。

斎藤　妹のフィアンセが同居したらぴたっと暴力がおさまったケースがありました。家庭内に他人が入る必然性がなければいけないのでしょうけれど。それこそ、書生とか居候がいれば違うのかなと思ったりもするんですが。

中井　人前でも暴力をふるうというのは、かなりクリミナルか病気かですよね。

斎藤　一部いじめのケースも入っていましたけれ

どね。攻撃性の高い。

青木　ぼくはわりと早くから、いわゆる思春期の家庭内暴力の激しい子に家を出ることを勧めることがあります。理由はともかく、面接場面で家出を勧めるということがいくらか話題にできるようになって、家出がテーマになってくるぐらいまでなると、かなり荒れが引いて楽になってくるというケースもありますね。もちろん実際に家出することはできないんですが。親の責任なのに何で自分が出て行くのかというような話が出たりしますが。理由はともかく一緒にいて荒れモードになるんであれば、とにかく離れてみたらどうかというようなことを繰り返し話をして、家出が少し本人のプランの中にのってくると、少し荒れが収まってくる。それは面接に来られる人の場合です。けれど、けっこう母親とか父親だけが相談に来ていると、体の不調とか頭痛とか、何か心配はないかみたいなことを訴えられて本人も来るようになるんですね。本人も何か探りにくるような気持ちかもしれませんけれど、こちらに来るようになって話していると、とにかくそういう話題を、少しずつ種をまくような気持ちで少し勧めてみるのです。急に家を出る人はだいたいうまくいかないので、やっぱり家出を話の中で、仮の話として繰り返ししているというようなことが準備になっていくという場合がありますね。

斎藤　家でこもってしまうのも困るんですが、家出というか、無理にアパートに出されて、そこで単身生活のままひきこもってしまうとかなり対応が難しくなります。

青木　そうですね。だから、頭の中で実験的に家出の練習を繰り返していくことが大切かなと思うのですが。

中井　今はどうかわからないんだけれど、六〇年ごろに子どもを見ていたときは、中学生、とくに女子中学生は家出幻想をお互いに話し合って、家出して何々をするんだということを共有していたように思うんだね。どうなっているんだろう。

斎藤　ああ家出やっていますね、実際に。今は「プチ家出」と称して、二、三日友だちの家に泊まったり、彼氏の家から通学したりとかですね。

青木　幻想ではなくてもう実行されているんですね。

中井　滝川先生なんかも人の家のご飯食べるのは一種の重要な初体験だということを書いていたね。そういえば、きのうケーススタディに出た事例は、友だちと一緒にご飯食べるということがかなり重要で、食べてくれないと彼女、それは自分が悪いんじゃないかと、くるんだね。友だちが去っていく、自分が何か悪いことをしたんじゃないか。ところがね、その子はまあ見込みのあるとぼくが思った一つは、友だちが初めて泊りに来た、そしたら一人で寝るってこんないいことだったんだと。それまでお母さんと一緒に寝ていたわけ。そして今度は友だちの家に泊りに行くという前日に喘息かなにか起こして、それで泊りに行くのは結局できなくて、それからしばらく来ないんだけれど、なぜかしら元気になったからもうよろしいですという電話があって。

もう一つは三者関係を理解することかな。新しい友人ができたんだけれど、自分よりもっと親しい友人が私のことを排斥すると。そうすると治療者が、それはやっかみだと、ジェラシーだということを言ったら、ああそうかというようなところがあって、三者関係を理解するとね。二者関係だと、要するに先に逃げた方が勝ちで、つまり先に異性関係に入った方が勝ちで、取り残された方がまちがったらパラノイアになるとサリヴァンがいう。そうなった例をぼくは何例か思い出せる。たとえば、親友が行くからというのである大学に行った。そうすると親友の方はさっさと彼女をつくってしまって、彼は取り残される。彼はパラノイアになってしまう。

社会とのつながり

斎藤　ひきこもりと性の問題は非常に大きいと思うんですね。やっぱりひきこもり青年の大半は性的弱者というか、要するに思春期・青年期に異性とパートナーシップをつくれなかったということがあって、その挫折感が非常に大きいんですね。ほとんど絶望しているわけです。もう自分には結婚はできないとか、女性とつき合うなんていうのは夢のまた夢だ、みたいに。こういう性の問題は、社会的な要因もずいぶんあったんじゃないかと思います。女性の場合は、ある程度受け身であっても男性とつきあう機会があったり、家庭に入ったりする機会が比較的多いですね。このへんも女性のひきこもり事例が少ないことの一因ではないかと思います。

性差との関連で最近気になっているのは、男性で虐待事例というのは、私はまだ見たことがないですが、女性はけっこう多いんですね。私が診ているのはもっぱら父親から性的に虐待を受けたとか、そういうケースなんですけれど。通常のひきこもり事例とは成り立ちが違うので、やっぱりこれも一種のPTSDでしょう。

中井　男性の被虐待事例を知っています。これは父親のほうが心身症になって来診したのですが。とにかく、一つにくくって、こうしたらいいというマスターキーはないと思います。

斎藤　ないですね。なんとなくひきこもってしまって、そのあと泥沼化していって抜け出せなかったというわりとシンプルなケースについては、それなりに方法論的に一般化できると思うのですけれど、ひきこもり全体をひとつにくくれないというのはおっしゃるとおりだと思います。

ただ、ひきこもり状態そのものがもたらす病理性もあると思うんです。あれは一種の感覚遮断効果みたいなものにつながる可能性があるんじゃないでしょうか。アイソレーションタンクに浸かっていると幻覚が見えてくる、といった感じに近いような印象もあります。長期間、社会的刺激から隔離されていると、強迫的になったり、対人恐怖になったり、あるいは被害関係念慮が出てきたりと。これはカルト集団が、いわゆるマインドコントロールを隔離環境下で行うことと表裏一体で、意識変容につながりやすい。もちろんそれが創造性をもたらすことにもつながるわけで、一概に隔絶することが悪いわけではありませんが。やはり大多数の人にとっては、社会性をどこかで空気みたいに投与していないと、非常にきつくなってくるという感じがするんですよね。

中井　その前に、自分を処理できないぐらいにインプットが多すぎるという時期があったのかもしれない、主観的に。ひきこもりそのものは最初は合理的だったかもしれない。刺激を避けるというのは、生物ってだいたいそうするのじゃないのかな。たとえば虫なんかいじめたら、こう石のあいだに入っちゃうというような。それは悪循環の始まりでもあるんだね。

斎藤　まさに嗜癖的な悪循環があって、これを何とかしてほぐすかしか、今のところ手がないという感じなんですね。

中井　非常にたくさんノート書いている人がいるね。エミリー・ディキンソンみたいに、それが見事な詩になっているということは非常に少ないけれど。

斎藤　今はインターネットが普及しているので、ネット上に日記をたくさん書く人がいますね。おもしろかったのは、ぼくが診ていたわりと状態のいいひきこもりの青年が、受験勉強を始めたのはいいんですけれど、どうやって自分を奮い立たせていいかわからないと。じゃあネット上に日記を書いて、自分の勉強ぶりを報告してやろうというので、それでモチベーションを持続して大学受かった人がいました。ネットの日記というのは、誰かに宛てたメッセージでもないんだけれど、誰かは読んでくれる人がいるという期待だけで書き続けていくという。ちょっと面白いコミュニケーションですね。

中井 オズマ計画というのがありましたね。

斎藤 宇宙に向けて発信するという……。

中井 そのオズマ計画に似ているね。どこかに異星人がいたら応答してくるだろうということで、電波を放っているわけだね。

青木 インターネットを利用して、ネット上に自分のものを置いておき、それを見られたり反応がかえってくることをきっかけに、変わっていく子がいますね。自分なりにあまり傷つかないような形で人から反応を得て次のステップに利用しているようです。その場合はネット上にそっと置いておくという感じがよいように思いますが。あと、その世界にはまって行ってしまって、ずっとそこから出られなくなる、そこで自己完結してしまうタイプの子どもさんもいますけれども。

斎藤 ごく限られていますけれどいるんですね。あれは一種の、社会の覗き窓になるんですね、自分を隠して、人の動きを観察するという。私のネット利用は、もっぱら電子メール主体ですが、これも患者さんとのつながりという点ではそこそこ有効であろうと思います。年賀状のやりとりくらいの意味では。

中井 年賀状もいいんですね。年賀状というのはそういう人のためにあると思ってます。ぼくはわりと患者さんから手紙もらうんだけれど、もとの患者さんとか、会ったことのない患者さんとか、ずいぶん来ます。

青木 手紙のよさというのは、やっぱり届くまでに時間がありますよね。自分も返事を待つという、このやはり待つというのが大事なことかなというふうに思いますね。恋愛でも、メールで速戦即決ですからね。

斎藤　こんな聞き方をしてはみもふたもないんですが、手紙にもあるていど治療効果もあるとお考えでしょうか。

中井　とにかくつながりですからね。相手の文体にできるだけ近づけて書く。治療効果はどうかわからないけれど、現状維持には多少役立つかもしれません。二四〇通目からおちついてきました、と書いてあってびっくりしたこともあります。電話をかけてくるのもいるんですよ。それは、たとえばその子は二〇歳代で診て、もう五〇いくつかな。電話がくるんですけれど、必ず、今はどこそこの事務室に勤めていて仕事がちょっと込んでいるけれど、こういうのは少し手抜きしていいですかとか言って、答えは向こうでもう決まっているんですよ。「うん」と私がいうとそれでおしまい。ハナマルのスタンプを捺す感じ。ぼくがいなかったら、奥さんでけっこうですとか言って、家内で済ませているのです。ぱっと写真送ってきたり。ハワイにときどき行っているんだと。ハワイで女の子と写した写真が来たりするわけですよ。

斎藤　まだまだ伺いたいことだらけなのですが、時間がきてしまいました。中井先生、青木先生、本日はたいへん示唆的なお話をいただき、本当にありがとうございました。

スチューデント・アパシーと社会的ひきこもり

笠原　嘉

一、大学生の無気力症

これまで大学生のメンタルヘルスに関係するごく少数の人の関心事でしかなかったスチューデント・アパシー（ないし退却神経症）が最近ときどき専門誌に取り上げられる。「社会的ひきこもり」青年のおかげ（？）であろう。学者としてはありがたいが、似たような現象がキャンパスや職場を超えて広く社会に出ていったのだとしたら、複雑な思いがする。

今日の「社会的ひきこもり」青年についての諸家の要を得たご意見を拝読した後[11,13,14]、昭和四〇年代から五〇年代にかけて自分の書いた論文[4]を読み返してみると、その特徴は次の点にあろうかと思う。

第一に、成人における非精神病性ひきこもりの最初の記述だったかもしれない。というのも、児童期・前青年期のひきこもりの記述はすでに登校拒否・不登校として昭和三〇年代はじめから児童精神科医によってすでになされていたが、後期青年期・成人期（ヤング・アダルト）のひきこもりの記述はまだなかった。

しかも、このスチューデント・アパシーは分裂病やうつ病はもとより、既知の命名可能な神経症・性格障害によるものでなかった（あるいは、著明な精神病理症状を過去ならびに現在に一度でも示した人のひきこもりははじめから別格にした、というべきかもしれない）。容易に想定される生来の弱力型性格もここにはない。生活史もむしろ優秀者の部類に属することを証明した。要するに、当時の精神科医としてはこの無気力は手持ちの知識からして不思議で仕方がなかったのである。

第二に、その成立には個人レベルの疾病や性格のみならず、現代社会の高学歴青年に通有の心理的困難をも考慮にいれる要があるとして、いわゆる社会的文化的心因論にくみした点。

精神科医の守備範囲をいささか逸脱して、舌足らずの現代青年期論を展開し、柄にもなく社会心理学的に「青年期の延長」などを論じたのは[3]そのためである。「退却」という形容詞を使ったのも、むしろ学業優先世界の名だたる〝戦士〟であった青年たちの奇妙な戦線離脱を表現したかったからである。

第三に、しかし単に文化結合症状の一つとするに満足せず、精神医学的臨床単位を作り、成人の非精神病性の無気力症の一型とする試みを行った点。

必ずしも十分とはいえなかったが、病前性格、症状、心理力動、家族、過ぎ去った心理的不調への当人の態度のとり方、経過などを目印に、準神経症レベルの「無気力症」として記述をこころみた。なかでも心理力動として強迫メカニズムの果たす役割、同年輩者間での優勝劣敗への過敏さ、全面的な退却ではなく副業可能性をのこす「部分的退却」に注目した。また、当人が自分の状態に対して示す、ヒステリー者のそれとは似て非なる、特有の「無関心」ないし「否認」を重視した。自ら悩まざるをえない自我異質的な苦しみをもつ既知の神経症や性格障害とことなるところから、DSM–Ⅲ（昭和五五年）の提唱した新しい現代型パーソナリティ障害（自己愛型、強迫型、回避型、境界型など）に一脈通じるところを認め、それらと共通の傷つき易さ、容易におこるマイルドな（軽度の）人格スプリットなどにも注目をうながしたことを思い出す[6, 7]。

ちなみに、当時の登校拒否症にしても職場不適応症にしても、そして昨今のひきこもり論にしても、その多くの研究は（臨床的中核型をまず見いだそうとする筆者の手法とは逆で）社会的ひきこもりにおしなべて共通する心理学的特徴を探ろうとするもののように見える。どちらの手法にも一長一短があるだろう。

二、家族相談

今でもたまに、スチューデント・アパシーの人のことをクリニック外来で聞く。もちろん本人がくることはまれで、家族相談が主である。先日の家族の話。

理系大学院生の三〇歳の子息が今年の三月でとうとう研究生としての在籍を大学から断られた。寛容な教授も堪忍袋の尾が切れたとおっしゃる。無理もない。退却が始まったのは学部の三年生のころからで、いつのまにか一〇年が経つ。この間、指導教授たちは辛抱強く研究テーマを取り替えるなどして面倒を見てくださったが、いつもいつとなく本人が研究室に行かなくなる。その繰り返しだった。しかし、今度は大学生という身分を失う。随分ショックだろう、と家族は案じた。

が、本人はケロリとしていて、予備校教師の不定期なアルバイトをしながら、限定された仲間との大学周辺での下宿生活をそれなりに楽しんでいる（かに親の目からは見える）。数人の下宿仲間は彼と同じように退却的な生活を選ぶ「心やさしい」青年たちらしい。彼もまた予備校教師のなかでは、自分の受持ち生徒が優秀者でなく平均以下の少年少女であることを望み、かつその点に喜びを感じる点で、貴重な存在らしい。

大学生になるまで模範的な人だった。とくに堅パンだったわけでもない。友人も多かった。人を笑わせるのが上手でさえあった。ただ、少し意地っ張りで、俗説にくみすることをよしとしないところがあったらしい。

この親御さんのように、拙著[6]を見てはるばる訪ねてくださる方がときどきある。しかし、恐縮ながらあまりお役に立てない。もうしわけないと思うが、退却症の人は自分からやって来てくれないので、われわれ治療者にも臨床経験・治療経験が蓄積されず、新知見が形成されないのである。

また、アパシーを学生時代に通過して元気に社会生活をしている人がわれわれに体験談を話してくれるということも意外にない。しかし、地方へ講演などで出向いた際、実は自分は学生時代長期留年で先生に昔お世話になった、と言って挨拶に来る人がまれにあるから、体験談を語り得る人はきっとおられるはずである。そういう人にどういうふうにして拘着を脱出したかを語ってもらえないものか。青年人口の数パーセントにすぎなかった旧制高校生時代の留年話とはちがうから、武勇談にはなりにくいだろうが。

三、優秀社員の退却症

私のわずかな昨今の退却症の経験は企業の健康管理上のもので、頻回休務者や「逃避型うつ病」[1]の面接による。たいがい、最初は典型的なうつ病像で始まるのだが、慢性化の時期に入ると、やがて退却症と区別のつかない不純性を帯び一年も二年も仕事に復帰しない。しかし、彼らは一応実社会に出てそれなりに適応していた前歴があるので、大学生の場合と違って経過には希望をもてる。

大企業のある優秀社員。三〇歳で本社の中枢機構のメンバーとして抜擢され、意欲に燃えて新しいポストでのスタートを切ったものの、一月もしないうちに「会社を辞めたい」「上司がいじわるをする」と言って休みだした。よくある栄転うつ病のかたちである。通常そういう場合は、企業の安全衛生規則によって管理医である私のところへ主治医の診断書をもって本人が報告に来ることになっているのだが、この人は会社の建物を想像しただけで足がすくむ、と言って夫人をかわりによこした。

夫人の話では、一年経った時点で家から外へ出ない。ともすれば自室へひきこもり、布団をひっかぶって寝ている。三歳の子供とも遊ぼうともしない。外出するのは主治医のところへ毎週一回出向くときと、数時間で行ける田舎の両親の家に月に一度行くときだけである。

両親の家へ行ったときは驚くくらい元気に振舞う。中学時代の友人を集めてマージャンに興じたりもする。しかし、そういう友人たちにさえ自分が欠勤中であることは隠している。帰宅すると元のもく阿弥にもどる。

管理医である私が手紙を書いて現状を問い合わせると、これにはすぐに長い手紙で応じる。とても几帳面な書体で、丁寧に失礼を謝している。完全主義者だが、周囲の人との関係を円満にしておかないと気のすまない人である。何度かの手紙のやり取りの結果、図書館に定期的に通い、職場復帰の練習を始めた。また、おそるおそる会社の健康管理室までならやって来れるまでになった。登校拒否の子供の保健室登校の段階である。ところが興味深いことに、この人は会社の決める休業保障期間の二年が満了する少し前になって急に動き出した。そして実は、と言って転職の計画のあることを打明けた。そのあとは一瀉千里（いっしゃせんり）で、数社の面接を受け、一社を選び、退社手続きの方も遺漏なく行って、転職していった。それからまだ半年くらいにしかならないが、幸運をいのるや切なるものがある。

今までは、親からも上司からも評価の高い青年社員で、むしろ闊達な人だったという。今まで一度も親は心配をしたことがない自慢の息子だった。この人にはさいわい家庭内暴力はなかった。社会退却という陰性の行動化だけだった。しかし、なかには今まで高い社会適応を示していたかに思われた人が、三〇歳台になって初めてうつ的になり社会生活から退去的になると同時に、親に（すでに老境に入った親に）暴力を振るうケースもないではない。

四、対策として考えること

このところ精神医学諸雑誌が競って主題に取り上げる「社会的ひきこもり」に比べると、右のような例は贅沢至極に見えるかもしれない。

私の知る限りでは、最初新聞記者によって命名され、稲村博ら[2]によって（一九九二）精神科医に紹介され、斎藤環[11]（一九九八）の同名の啓発書を得るまでになった「社会的ひきこもり」ではその退却の程度がずっと高度である。私も外来でそういう重いケースの相談をときどき受ける。

自室から一歩も出られない人、家人が寝静まらなければ家中を歩くことのできない人、家人が同行してくれれば近所を散策できる人、青年たちのなかに入ってすることは無理だが、一人でなら美術館や図書館くらいは巡れる人。その上、まれならず（一次的にか二次的にか）家庭内暴力が出現する。

それに比すると、右の大学生たちの退却は社会生活を全くしていないわけではないし、アルバイトもしているし、友人もないわけではない。家庭内葛藤もそれほど深刻ではない。

したがって、私の経験がどれほどより重症の人の役に立つか知れないが、自分の経験から対策になりそうなことがらを羅列的にのべる。

（1）基本的には本人の心理的成長に期待するしかない。そして、青年であるかぎりその可能性はつねにあると信じたい。しかし短期に有効な手段はない。関係者は「青年期延長」[3]という現代社会の難題を背景にして生じる社会文化現象であることをよく自覚し、両親のみをいたずらに責めるべきでないだろう。退却は彼らにとって必要な心理的休息、という側面も否定できない。問題はどれくらいの期間休息を許容すべきか、その間に周囲として何をすべきか、どの時点で社会への関与を課すべきか、ということだろう。私は今のところ、主観的抑制症状だけを残すタイプの慢性うつ病をサンプルにして、不安や抑うつ感という自我異質的な心理症状が消えた段階から社会復帰訓練に入るのがよいと考えているが[8]、うつ病と似て非なる彼らへもこの目印でいけるかどうか。まだ一般論としてどうしてよいかわからない。

（2）自分から治療者のところへ来てくれる人には脈がある。今まで助けを求める気のなかった人が自分から来る気になるということは、どうやら自我異質的な何らかの苦しさが自分のなかに生じた、ということらしい。よくあるのはごく軽い不安、憂鬱感である。うつ病というべきかどうか迷う程度のそれである。そうなると、薬物への反応もありうる。スルピリドやＳＳＲＩ、ＳＮＲＩなどが意外に効く人がある。あるいは「そういう時期に入った」というべきかもしれない。つまり、退却症が軽度になって、行動化のかわりに心理的なうつ感情や不安を「心の中にもてる」ようになる、と見てよいのかもしれない。反面、自殺の危険が生じる。

（3）本人が来ても来なくても、家族との面接を大事な作業とする。それは、家族に原因があるという心因論仮説を信じるからではなく、青年期のこうした非精神病性の病理の成り立ちは多元的で、少なくとも本人の素質、年齢、それから家族構成、家族関係、学校体験、友人体験、社会構造などなどが複合的に関与すると考えられ、そのなかのさしあたって手がつけられるところから介入していくのが実務者としてとりうる対策だ、と考えるからである。「本人」は受診しないからアタックできないし、「社会」や「学校」という文化レベルは、変えた方がよいと十々わかっていても、一治療家の手にあまる。結局手を出せるのは「家族」に対してくらいでしかない。

さしあたって家族の困惑、疲労に対処し、彼らの心理的相談に真剣にかかわる。治療経験は、家族成員の誰かが少し変われば、家族全体のコンステレーション（状況付置、星座）[5]が変わり、本人にも変化への動きが出て来ることを教える。今のところ、この方法しかないように思う。さいわい、最近ひきこもり青年の家族会ができ始めたというニュースを聞く。うまく協力できることを期待したい。

（4）家族や行政との協力のためには相当強力な治療チームを組む必要がある。チームを組むカウンセラーやケースワーカーには、比較的高齢になっている家族を相手にできる人が望まれる。ここには何よりも「常識」が大切である。相談機関との連携のできることも大事だろう。この処置は重層的かつ多元的であり、要する時間も多大だから、これにかかわる治療報酬については格別の配慮をなんらかのかたちで要望したい。このことはとても大事だと思う。

（5）中心になる治療家には、現代社会における退却症心理に共感できるだけの柔軟性（あるいは脱俗性）が望まれる。また、心理療法や教育論や文化論だけでなく、脳科学的生物学的な現代の視点もときに挿入できる柔軟性もいる。

事実、退却症の人の睡眠障害についてのポリグラフ研究がいくつかある。薬物療法がときに、同心円的反復に陥っていた学生をそこから脱却させるのに役立ったという経験が私自身にもいくつかある。青年期のうつ病の一形態（逃避型ないしは未知の）である可能性も否定できない。

（6）予防的には、プレ青年期といわれる小学高学年ころから、学校社会への参入に少し難渋する子供たちへの一層の注目をお願いしたい。登校拒否やいじめ現象はすでに十分注目を浴びたが、青年期になって初発する社会的ひきこもりを予防しようとすれば、より未然の段階の教育学的研究が必要になろう。

（7）治療を求めて来院しないから、精神科医や臨床心理学者も臨床経験に乏しく、いきおい関心をもてない専門家が少なくないのだが、しかし理論的には「社会性とは何か」を考えるによいテーマだということに気付いていただきたい。次は思い付くままにならべたにすぎない。もっと深い考察をのぞみたい。

五、社会とは

社会機能の低下と回復は精神医学の主要テーマである。一般的にいって、精神の病理は容易に社会生活からのひきこもりを結果する。いいかえれば、心理的エネルギーの低下は社会機能・現実機能の障害に直結する。

したがって、つねに心の治療家は社会機能のことを考えないわけにいかない。が、しかし、一言で社会といってもいろいろの側面あるいは相のあることを（社会学者でない）われわれもまた日々病人を眼の前にして痛感している。それを考えないと治療が成り立たないからである。

精神医学はどういう「社会」を見いだしてきたのであろうか。

精神分析からきたと思うが、二人関係と三人関係という区別は治療室で有用である。社会はすべからく三人関係から始まるといえるだろう。[3] 対人恐怖症の人が不安がるのは原則的にいって三人関係の世界に入ったその瞬間であり、二人で構成される関係にとどまるかぎり社会不安は出現しない。そのことは（DSMにはないが）日本の臨床家はよく知っている。二人関係は幼稚ともいえるし純粋ともいえる。境界例にあらわれることのある、そういう局面を純粋性とみる人もいる。

ゲゼルシャフト・ゲマインシャフトといった古い社会学の切口もよく考えれば精神医学にも有用であろう。

同じゲゼルシャフトでも、人から評価され、それによって自分の自負が形成される本業の世界と、いかに忙しくとも評価に関係しない副業的趣味的社会とを区別した方がよいというのは、かっての私のアパシー論の一主張であった。

高度成長期を支えた競争至上の「もののふ」的な職業世界もあれば、昨今のように多少「やさしさ」

の重用されだした職業分野もある。アパシー傾向の人は後者を選ぶべきでないか。

さらには世俗的常識的世界と、その彼方にある超越的世界の区別も精神科医には必要だろう。同じ迫害妄想でも、妄想対象が自分と同レベルにいる隣人諸氏か、それともどこにいるかわからない（監視カメラで覗いている）黒幕かでは診断と対策が違ってくる。アルコール幻覚症はおおよそ前者であり、分裂病の真性妄想（ヤスパース）は後者である。

自閉とか内閉という精神病の世界では、その社会性の障害はもっと原初的な「人と人との間」の困難から始まることを精力的に主張したのは日本の最近の精神病理学者だろうと、私は思っている。生き物同志の共鳴、共感が、あるいは相手にどう思われているかを直截に察する対人認知が、問題になる。

最近のインターネットの話を垣間見ていると、インターネット世界と肉声世界とは違うらしい。容易に「はまってしまって抜け出しにくく」しかもきわめて「現実との区別がつきにくい」架空社会が安直に手に入る時代になって、われわれも考えさせられる。

ひきこもりと犯罪行動

小畠秀悟　佐藤親次

一、はじめに

ひきこもりと犯罪性は関係があるのだろうか？　ひきこもりの攻撃性が家庭内暴力の形で発現されることはしばしば論じられているが、家庭の外でも暴力に及ぶ事例はほとんどないとされる。[11] われわれの鑑定経験でも、ひきこもりの青年による犯罪は案外少ない印象はある（精神鑑定にまわされないだけかもしれないが）。しかし、一方で、最近世間の耳目を集めた重大事件の犯人の幾人かには、報道によれば、犯行に先立ちひきこもりの生活が見られていたようであり、これを、ひきこもりの非社会性が反社会的行動として突出したものと見る見方もある。[9]

本稿では、まずひきこもりと犯罪に関する最近の知見を概観し、次いで自験例を挙げ、ひきこもりの心性と犯罪心理との関係を論じる。

二、ひきこもりと犯罪に関する最近の知見

近年、ひきこもりに関する論文は数多く、臨床的な方向や地域保健的な方向から、また教育の現場からさまざまに論じられているが、犯罪との関連を論じているものはそれほど多くはない。その中で、最近のひきこもりの青少年による犯罪に関する指摘の主なものを以下に紹介する。

小田[9]は、最近の少年による殺人事件が従来の分類に当てはまらない新型であることを述べ、その上で現象的に、非行関連行動なしに突如、重大な犯行を起こす「突発型」または「いきなり型」と、ひきこもり生活が続く中で突発的に重大犯罪の形で突出する「引きこもり突発型」、の二型に分類している。そして、後者の特徴として、(1) 人格面及び行動に見られる自己愛性傾向、(2) 家族関係における父親像の稀薄ないし欠如と母子密着の傾向、(3) 超自我の形成不全のため社会的行動基準を受容できないこと、対人的・対社会的な耐性の著しい欠如、(4) 現代の家庭・教育の中での社会的訓練の著しい欠如、(5) 自己愛に伴う際限のない成功と賞賛の欲望と、傷つくことをおそれて引きこもるこ

とで自己実現をいっそう困難にする、という悪循環、(6)ビデオ・TV・インターネットなどの疑似環境(pseudoenvironment)や虚構現実(virtual reality)での幻想の肥大、(7)一次体験(直接環境)での挫折感から自己の存在感確認のために、二次環境(メディア)で報道されることを半ば自己目的とする犯罪への突出、(8)診断範疇として、境界例的特徴と自己愛性人格障害、とくに悪性自己愛症候群が認められること、(9)精神保健面、警察行政面での犯罪抑制力、危機管理能力の低下が犯罪抑制の失敗を引き起こしていること、を挙げている。

町沢(5)は、凶悪犯罪を起こす少年では、共感性の欠如や感情のコントロールの欠如を基盤に「すべての世界の王者であると同時に、時によっては自己を卑小化し、一人だけの家来というようなところにまで想像は膨らんだり縮んだりしている」ことを述べ、このように、引きこもることによって自尊心と自己愛が膨らむばかりの者が、凶悪犯罪のハイリスクの人たちだとしている。そして、これらの者たちは自尊心と自己愛が強いため普通の世界の中で生きられず、その挫折を一挙に埋めようとして、裏の世界、つまり犯罪的な世界で一挙に目立とうとする傾向が強い、と指摘する。さらに、犯罪少年たちの心理療法の在り方について触れ、治療に対する動機が低いために治療に導入することが困難ではあるが、順序よく慎重に集団に馴染むことが重要であり、また閉鎖空間で自己の問題に直面化させることが必要であると述べている。

家庭裁判所調査官らが重大少年犯罪一五例をケーススタディ的に検討した研究[2]の中では、単独で重大事件を犯した少年たちは、（1）幼少期から問題行動を頻発していたタイプ、（2）表面上は問題を感じさせることのなかったタイプ、（3）思春期になって大きな挫折を体験したタイプ、の三つのタイプに分けられ、さらに（2）については、「表情が乏しく他者との生き生きとした関係がもてないタイプ」と「精神障害が疑われるタイプ」に分けて考察されている。これらは状態像としては必ずしもひきこもりに相当する事例ではないが、犯行にいたる心理としてはひきこもり少年の犯罪に当てはまるところも多い。

この中で、「表情が乏しく他者との生き生きとした関係がもてないタイプ」は、親密な人間関係を築くことができず自分一人の空想の世界にこもってはいるが、行動の面では、学校に登校し近所の人にも挨拶をする等、表面的には社会適応を維持し、むしろ「よい子」として見られておりひきこもりとは様を異にする（ただし、ひきこもりの大半はもともと一見問題のない「よい子」である[10]）。しかし、その犯行の態様として指摘されている「独特な形で守られていた自分自身の世界が破壊されそうだという危機感によって引き起こされたパニックという側面」は、後で自験例を引いて示すように、ひきこもりの若者の犯罪の一つの特徴として通じるところがあるだろう。また、ここでは、いずれのタイプの少年たちも共通して自己イメージが悪く常に劣等感を抱いており、このため社会を脅威に感じ、たえず攻撃されるのではないかという不安を抱き、鬱屈した攻撃感情をため込んでいったことが考えられている。

三、事例と考察

筆者らは、別の機会に、自験例二例を挙げ、ひきこもりの青少年による犯罪の二つのパターンを想定して論じた。(8) 以下に、あらためて略述する。

事例A　犯行時年齢二五歳　男性

Aは、中学入学にともなって周囲の急激な変化にとまどい、先輩―後輩関係をはじめとして人間関係に困難を感じるようになり、学校を休みがちになった。中学卒業後は、いくつか仕事に就いたが、どれも数週間で退職し自宅に引きこもって過ごすようになった。一五歳時に父親に暴力を振るったため施設に短期間の入所をしたのを初めに、その後も些細なことで父親に難癖をつけ暴力を振るったため、父親は家を出て身を隠し、Aは家で一人暮らしをしていた。動物が好きで六匹の猫を飼っている。Aは近所では変わり者と見られており、近隣と問題を頻発していた。

Aは日頃から近所に放し飼いにされている犬を餌付けする等、かわいがっていた。これに対する苦情が保健所に寄せられ、保健所職員がAに注意をしたこともあったが、これに対しては「犬も自分も悪くない。こういう社会を作ったお前らが悪い」と激しく反発していた。犯行当日、女性が野犬に石を投げて追い払おうとしている様子を見て腹を立て理由を問いつめたが、女性が黙り込んで下を向いたまま立ち去ろうとしたため、Aは「ここら辺には俺のかわいい犬がいるんだ」と怒鳴り、この女性の頭部・腹部を殴打し、倒れたところを足蹴にする、等の暴行を加え、全治三週間を要する傷害を負わせた。逮捕時にはAの部屋に入った警察官に対し、「私のプラモデルに触らないでください」「私の猫はどうなるんですか、外に出したら死んでしまいますよ」などと反発した。

精神鑑定時に施行したロールシャッハ・テストから、主に対人面での刺激認知の歪みが急激に起こり、強い統制できない攻撃性となって表出される傾向が見られた。結局、犯行時、Aは精神病状態にはなく、事理弁識を認識する能力は保たれており、本件犯行は不適切な怒りを呈しやすい元来の人格傾向に基づいて行われたと判断した。

事例B　犯行時年齢二三歳　男性

Bは、家族の会話、交流が希薄な家庭で生育し、三歳下の妹は一〇年以上にわたり自宅に引きこもった生活を送っている。小児期、病弱のため小学校を休みがちだったことから、小・中学校では成績最下位。友人はおらず、いじめを受けていた。中学校に入学当初は「友達も欲しく、積極的に話をしよう」と思ったが、自分から交流を求めることができず、結局、自宅でテレビやマンガを見ていることが多かった。中学卒業後は、タイル業、機械部品工場などで働いたが、仕事の意欲がなくいずれも長く続かず、犯行までの六年間は自宅でゲームをしたりテレビを見たりという生活を続けていた。

犯行の半年前より、「このまま一生、家で遊んだまま終わるのかと考えるようになり」、自分の生活に嫌気を感じ始めた。仕事をしたいと思ったが、どこも雇ってくれないだろうと諦め、就職活動をすることはなかった。また、自殺することも考えたが、恐怖のため実行できなかった。その頃、ロシアのバスジャック犯が警察に射殺される映像をテレビで見て「自分でもできそうな重大犯罪だ」と思い、射殺されるためにバスジャックを行うことに決めた。犯行を決意して約半年は逡巡して実行できずにいたが、そのまま犯行を実行する気持ちがなくなることをおそれ、路線バス車内に乗り込み、運転手に対して文化包丁を示して「警視庁に行け」と言い、脅迫、運転の強要を決行した（逮捕監禁・強要・銃砲刀剣類所持等取締法違反）。バス乗っ取りの一〇分後に、通報により駆けつけた警察官に抵抗することなく逮捕された。

鑑定時、Bは落ち着いた状態で質問に応じた。犯行時の出来事については追想可能で意識障害もない。犯行に対する後悔の念を述べることもあった。逮捕後三日して大勢の声で自分の悪口を聞くという幻聴が出現した。精神分裂病の前駆期の犯罪と判断した。

事例Aは、暴力を介して父親を意のままに操作していたことから培われた誇大感、万能感を有する一方で、他者との情緒的交流なく自宅でひきこもりの生活を続け、対人希求性が欠如し、むしろ社会に対して強い不信感と被害感を抱いており、自分の内的現実を反映した「ひきこもり空間」にとらわれていた。これは、（1）万能的態度（attitude of omnipotence）、（2）情緒的な孤立とひきこもりの態度（attitude of isolation and detachment）、（3）内的現実へのとらわれ（preoccupation with inner reality）を特徴とするフェアバーンのスキゾイド・パーソナリティ[1]に相当し、一方では、顕著な行動化・症状化を反復する点で境界例的な特徴も兼ね備えていた。Aの誇大感と万能感を保証するひきこもり世界が外的現実に抵触したとき、外的現実との間に敵対的な対象関係が形成され、迫害的な状況が展開された。脅かされた内的世界を支え続ける奮闘は、さらなる外的現実との軋轢を生むという悪循環におちいり、最終的に迫害的対象への攻撃に至ったのである。斎藤[11]は、ひきこもりの閉塞空間では対象の他者性の希薄化が生じ、そこから空虚感を基底とする万能感が獲得されること、この万能感により賦活された「妄想―分裂体勢」において、主に投影性同一視の機制に基づいて激しい攻撃性、行動化に至ることを指摘したが、事例Aでは、このような精神力動がほぼ当てはまる。

一方、事例Bでは、中学生時より一定の対人希求性を有していた。この対人希求性のために葛藤が自覚されていたのであり、対人恐怖的なひきこもり[6,7]に近いと言えるものである。Bは、「他者に対する怯えの意識が強い」[7]「自己不確実感を伴うことが多い」「行動化は見られない」等の対人恐怖的ひきこもりの臨床特徴[6]をほぼ有し、とくに、行動化が見られない点については、近隣とのトラブルを反復していたAとは対照的である。Bの家族は、親戚付き合いがほとんどない人間交流の希薄な家族で、とくに妹は一〇年以上のひきこもり生活を続けており、「ひきこもり文化」[3,4]を形成しているといってよい。その中にあってBは、自宅にひきこもって無為にすごす自分に嫌悪感を感じていた。漠然と社会に出ることを望みながら果たせない自己不確実感による苛立ちと焦りから、自らの死を望んで犯行に及んだ。この行為には、膠着したひきこもり状況から抜け出すための歪んだ自己実現という側面を指摘できる。対人恐怖的ひきこもりの患者の一部には、変化・成熟への強い願望と変化できない現状との間で板挟みとなり、著しい焦燥と苦悩、自己嫌悪を感じている者が存在するように思われる。事例Bは、これらの者が自己実現の試みとして性急な行動化に走るときに犯罪行動に至る可能性を示唆している。

この二例に見られる犯罪心理機制は対照的ともいえるものであるが、ひきこもりの犯罪を概観する際の中核的なパターンとして位置づけられるものと思われる。

四、まとめ

ひきこもり青少年の犯罪に関する最近の知見を紹介し、彼らは自己愛性、誇大性や自己の卑小感、劣等感といった不安定な自己イメージを持ち、その犯罪には自己の存在感の確認という側面があると理解されることを示した。また、われわれが経験した精神鑑定例からひきこもりの心性が犯罪に結びついた二事例を呈示し、スキゾイド・パーソナリティを有する者が、自らの万能感を支える庇護的な世界を維持し続ける過程の中で外的現実と軋轢を生じ、投影性同一視を中心とする心理機制により激しい攻撃行動に至るタイプと、対人恐怖的ひきこもりの者が、あるべき自らの姿（自我理想）と変化できない現実の自分との乖離に自己嫌悪を感じ、性急な自己実現の試みとして犯罪行動に至るタイプ、の二型を想定した。

広汎性発達障害とひきこもり

杉山登志郎

一、知的障害を伴う広汎性発達障害に見られるひきこもり

広汎性発達障害とは自閉症の上位概念であり、自閉症と同質の社会性の障害を先天的に持つ発達障害の総称である。自閉症は周知のように、知的には正常のものから最重度のものまでが存在するが、自閉症以外の広汎性発達障害はレット障害や小児崩壊性障害など恒常的に重度の知的障害を伴うグループと、アスペルガー障害のように本来知的障害を伴わないグループとに分けられる。この群は、社会的な障害を生来持つグループであるから、社会的な適応障害があることはけだし当然であろう。ただし重度の知的障害を伴う場合には、状況への反応は乏しくなるため、むしろ社会的なひきこもりは

少なくなる傾向があり、多く見られまた問題となるのは、知的障害を伴わないアスペルガー障害などのいわゆる高機能群においてである。

周知のように、不登校は社会的なひきこもりの前段階になる問題であるが、広汎性発達障害は不登校を生じやすいことが以前から指摘されていた。栗田[2]は知的障害を伴う広汎性発達障害において、精神遅滞に比し、不登校が比較的多く見られることを指摘した。広汎性発達障害では調査した一一〇名中三〇名（二七・二%）が不登校をしていたのに対し、精神遅滞の対象二五名では二名（八パーセント）が不登校をしていたのに過ぎなかった。また知的な能力から見ると、軽度知的障害以上の知的能力を持つ広汎性発達障害では不登校は四一名中一五名であったが、中等度知的障害の広汎性発達障害では二八名中一〇名、重度以下のグループでは四一名中五名に見られ、知的障害が軽度のものに不登校が有意に多い傾向が認められた。栗田[2]は不登校を生じる広汎性発達障害は周囲の状況が理解できる比較的発達の良いものが多いと指摘し、このことから広汎性発達障害の不登校は、発達的な側面と、情緒的な側面と両者が絡まっているとした。また、特殊教育においてすら彼らのストレスが高いこと、治療的には一般的な不登校と異なり積極的な登校のための働きかけを必要とすることを指摘した。

筆者の経験でも、知的障害を伴った自閉症の中にも不登校症例はしばしば認められる。不登校から引き続きひきこもりを生じた症例を紹介する。

症例1　A　男児　自閉症

知的にはＩＱ50台の比較的発達の良い自閉症である。言葉の遅れに気付かれ、三歳にて自閉症と診断された。小学校では養護クラスに通い、同時に交流学級にも通った。しかし小学校五年生頃から、Aは交流教育を受けた後でいらいらすることに気付かれ、通常クラスとの交流は中止となった。このこともあって、Aは中学校から養護学校に通うようになった。その後Aは順調な学校生活をしばらく過ごした。とりわけ養護学校高等部一年生の時には、クラスで最も期待される生徒と教師から評価されていた。しかし高等部二年生に進学をきっかけに、担任及びクラスが変わったことと、二年生になって就労に向けた厳しい作業訓練を実施するようになったことが重なったためか、Aは徐々に登校を渋るようになった。学校では担任教師を中心にAへの働きかけを繰り返したが、徐々に登校は困難になり、高等部三年生からは完全な不登校状態となった。この直後に父親が急死した。その後Aは自分の意のままにならないと家庭で暴れるようになった。

二年間のひきこもりの後、家族はAを精神科の病院へ入院させ、三カ月の入院治療を受けた。しかし退院した後は再び蟄居生活を送るようになった。この頃からAは病気になることをしきりに気にするようになった。

Aが二二歳の時点で相談を受けた治療者は、とりあえず身体的な検査を理由に精神科病棟への入院をさせ、抗精神病薬の調整を行った。さらにその後、Aを説得して成人自閉症専門の施設へ入所させた。しかしAは集団生活に耐えられず、食事をきちんととっていたにもかかわらず、入所後三カ月あまりで体重が二〇キログラム減少してしまった。他の入所者の甲高い奇声を著しく嫌い、奇声を上げる寮生を石で殴るなどの暴力事件が多発し、さらに寮を無断で抜け出し、数十キロメートルの距離を自宅へ徒歩で帰るという無断帰宅を繰り返した。Aは一年あまりの施設生活の後、退所し再び自宅で蟄居生活を送ることになった。

二年後、二六歳になったAを治療者は再び説得して、別の施設へ入所させた。しかしAはここでも寮生の中に入ることができず、結局、無断帰宅してしまった。その後は自室に閉じこもり、週に一度好きな電車を眺めに行き、また電車に乗って遠方まで一周してくるのを日課にしている。

筆者はこの症例の治療経験を通して、自閉症はもともと苦労しながら家庭外の生活を送ってきているのであり、自閉症の青年が数年以上家庭に引きこもってしまうと、その慣れ親しんだ安楽な状態から引き出されることは、本人の多大なストレスとなること、したがってその実行には膨大なエネルギーが必要となることを痛切に学んだ。自験例を振り返ってみると、不登校を生じてのちに再登校が可能であった症例はすべて、早期に対応を行ったものに限られていた。

広汎性発達障害の症例は、健常者に比して社会化の要求は乏しく、また同一性保持傾向のために環境の変化を求めない。そのため栗田[2]が指摘するように通常の不登校とは異なって、積極的な再登校の促しを行わないとひきこもりに到ってしまう症例がある。

二、高機能広汎性発達障害と不登校

高機能広汎性発達障害において不登校はしばしば見られるが、継続的な治療を行ってきたグループに関しては、不登校はそれほど大きな問題ではなさそうである。筆者が継続的なフォローアップを行っている小学校年齢以上（六歳から二六歳）の高機能広汎性発達障害一三六名のうち、調査時点で不登校が見られた者は一四名であったが、そのうち年に三〇日以上の欠席をした者は五名（三・七パーセント）のみであった[4]。いずれも中学生年齢であるので、少なくとも継続的な相談を受けている症例の

表1　高機能広汎性発達障害の不登校症例

年齢	性別	契機	不登校状況
12	F	様々なこだわりによって日常生活が困難に	散発的に
13	F	学校での対人関係の障害，被害的な傾向	長期間連続して
13	F	対人関係でパニックを繰り返す	適応指導教室に登校
13	M	学校でのトラブルから昔のいじめの time slip	週1回程度の登校
13	M	嫌いな友人の映像，声などの timə slip	適応指導教室に登校

場合には一般的な中学生の不登校の割合とそれほど大きな差はないことになる。表1にその一覧を示す。表に示すように、この五名のうち長期的に継続して不登校となった者は一名のみである。筆者からの積極的な再登校への促しや働きかけがあったこともあり、それ以外の者は少なくとも週一回程度の適応指導教室への登校は可能となっていた。不登校を生じるに至った高機能広汎性発達障害の症例を紹介する。

症例2　B　男児　アスペルガー障害

一歳六カ月児健診にて発達の遅れにてチェックを受け、二歳にて初診となった児童である。二歳代で言葉が出始め、やがて言葉の遅れは見られなくなった。早期療育の成果もあって、入学時点での知能検査ではIQ120を示し、小学校は通常クラスに就学した。小学校低学年では、学校での着席はできていたが教師の指示は通らないことがあった。しかし意図的に指示を聞かないというのではなく、指示を聞いてもすぐに忘れてしまうところがあり、忘れ物が多くまた友人ができず孤立していた。Ｂは学習面での遅れはまったくなかったが、しばしば学校で喧嘩を生じ、また仲間はずれになることも多かった。小学校中学年になると、いじめを受けることが増えた。さらに、他者からのからかいに対してＢがすぐに過度な反応をするので、面白がって挑発をする同級生がいる一方で、Ｂも同級生の欠点を平気で面と向かって言ってしまうところがあり、徐々にトラブルの回数が増えていった。

小学校高学年になるとＢは同級生の言動を被害的に受け取るようになり、いじめに対抗するためにと、机の中にナイフやハサミを常に隠し、時々それらを見せて同級生を脅すという行動を取るようになった。小学校五年生の二学期、からかわれたと逆上したＢが机で同級生を殴ろうとし、裁縫バサミを振りかざして彼らを追いかけたというトラブルが起きた。その前後から不満なことがあると、Ｂは授業中でも学校から無断で帰宅をしてしまうことも生じていた。治療者は少量の抗精神病薬を処方し、また学校との連絡を取った。学校の教師によれば、Ｂは授業中にまるで一対一で授業を受けているかのように他の生徒を無視して発言をし、教師の問いに一人で答えてしまうという。また学芸会の練習の時に名前を言われて注意されただけで逆上し、ハサミを投げて暴れるなど、些細なことでパニックになり、暴力を振るったり、教壇を蹴ったりすることを繰り返しているという。またこのような時に、小学校三年生や四年生の出来事を持ち出して怒り出すこともあるという。治療者は学校側に患児のハンディキャップについて説明を行い、具体的な対応方法を提示した。学校側も同級生にBに対してからかったりいじめたりしないように説明し、三学期になるとトラブルの回数は著しく減った。それでもパニックを起こしたBが、彫刻刀を振り回した、女の子の首を絞めたといったトラブルが月に数回程度は生じていた。

Bは中学校に進学した。中学一年生の一学期はなんとか登校していたが、二学期になると登校ができなくなった。クラスで同級生の顔を見ているだけで怒れてきてしまうというが、詳しく尋ねると、顔を見ているうちに小学校低学年の頃のいじめを受けた記憶のタイムスリップが生じていることが分かった。治療者は選択的セロトニン再取り込み阻害剤であるフルボキサミンの処方を行った。この薬物療法はフラッシュバックそのものには有効であった。しかし二学期、三学期は不登校の状態で家庭に蟄居し、昼夜逆転の生活が続いた。薬物治療の成果が徐々に現れたのか、Bは二年生になると週一日は適応指導教室であれば通学ができるようになった。治療者は昼夜逆転の生活を改善するように提言をし、Bは徐々に朝起きるようになった。三年生になると朝食に間に合うように起きることが可能となり、毎日学校に通うようになったが、その後も教室には行けず、指導教室で過ごしている。

この症例は幼児期から継続的な治療を行ってきたにもかかわらず、学校での不適応が不登校へと直結してしまった。高機能広汎性発達障害は、小学校低学年では集団行動が取れないことや対人的な孤立が目立つが、小学校中学年に至ると「こころの理論」課題を通過し、他者の心理状態の把握が可能となるために、非社会的なトラブルは一般的には激減する。しかしBの場合は、知的に高く学習に問題がないために、対人関係上の問題やいじめなどの不適応があることに学校も家庭も注目することがかえって遅れ、その結果、友人との敵対的な関係が続く状態で「こころの理論」の通過の時期を迎えてしまった。そのため被害的な対人関係が固定化し、トラブルの度にタイムスリップ[3]による過去のいじめ場面のフラッシュバックを招くようになった。患児はパニックや暴力的なトラブルを繰り返したために周囲との敵対的な状況がますます高じてしまい、やがて、同級生を見ただけで不快記憶に襲われるに至って不登校となった。しかしBは継続的な治療が可能であったこともあって、完全な閉じこもりには至らず、徐々に再登校ができるようになった。

この症例において注目させられるのは、学習の問題がないことがかえって裏目に出てしまったことである。高機能広汎性発達障害の症例に限らず軽度発達障害においては、学習の状況もさることながら対人関係の発達に注目をしていかないと、社会的な不適応が進行していることに周囲が気付くのが遅れてしまうことがある。

三、高機能広汎性発達障害と青年期のひきこもり

上記の一三六名のうち高校卒業以上の年齢に達している者は一四名である。そのうち、不登校から引き続いて家庭にいて、何らかの社会的な参加をまったくしていない青年はわずかに一名のみである。この青年にしても筆者の病院の外来にはきちんと通い、また音楽ＣＤや本を買いに一人で外出をすることを好み、家族とともに旅行にも出かけ、家庭への完全なひきこもり状態ではない。この青年の場合は喘息という小児期から悩まされ続けている持病があり、ストレス状況で容易に喘息が増悪するために、社会的な参加が制限されているという事情がある。このように、継続的な治療を行っている症例に関しては、高機能広汎性発達障害において青年期のひきこもりは決して多い問題ではない。不登校症例にしても表１に示すように、長期に連続して不登校を続けている者は一名のみであり、この一名にしても病院への外来受診はきちんと続けており、一般的な不登校の青年やそれに引き続き生じるひきこもりの状態とは著しく異なっている。

しかしながら、最近筆者は全国のさまざまな地域から青年期、成人期に達した高機能広汎性発達障害の症例の相談を受けることが多いが、その大半が家庭へのひきこもりを起こした青年への対応についての相談である。最もこれらの青年も、蟄居生活は比較的希であり、自らの趣味や興味に従って外出は平気でできる者が多い。家庭から動けなくなっている者はほぼ例外なく、強迫行為などで日常生活が身動きできなくなった場合である。そしてそのすべてが診断が非常に遅れ、治療がすでに青年期に至ってから始まった者である。

こうしてみると高機能広汎性発達障害において、遅くとも小学校年代までに診断を受け、継続的な相談を続けてきた症例においては、青年期のひきこもりはあまり大きな問題とはならないことが明らかである。むしろ高機能広汎性発達障害の症例においてひきこもりを生じる最大の危険因子は、診断及び治療の遅れであろう。不登校の場合と同じく、広汎性発達障害においては高機能者といえども、社会的な不適応に対して受容的な対応のみでは成果は期待できず、より積極的な治療が必要である。

この群は最近の調査では、予想以上に多いことが示されており(1)、青年期のひきこもりとして処遇されている中に、未診断の高機能広汎性発達障害がまぎれている可能性に、臨床家はもっと注意を払う必要があるのではないだろうか。

不登校とひきこもり

木村義則

一、はじめに

児童精神科専門病院である三重県立小児心療センターあすなろ学園には、数多くの不登校やひきこもりの事例が受診してくる。一口に不登校やひきこもりと言っても、その内容は多岐にわたっている。今回は、筆者が経験したいくつかの事例を通して、不登校・ひきこもりについての考え、私論を述べてみたい。なお、受診してくる事例の中には、背景に精神分裂病や強迫性障害などが存在するものもあり、それらをどう扱うかも精神科臨床現場では大変重要な課題ではあるが、紙面の都合上、今回は「非精神病性のひきこもり」に焦点を当てて考えることにする。

二、症例から

症例1　正男（初診時中二）の場合

出生から乳幼児期までの発達は問題なく、小学校の登校状況もおおむね問題なかった。

X－1年春に中学へ進学して一学期は登校したが、夏休みにクラブへ行くことを渋るようになり、家庭では親に対する不信感を示すようになる（原因はいろいろ考えられたが不明）。二学期から不登校状態に陥り、外出しなくなり、自宅でゲームやジグソーパズルをしたりする生活になる。母はカウンセリングを受けて登校刺激を与えないように配慮していたが、父は登校刺激を続けて本児を追い込むような対応に終始した。

X年九月に正男は両親に連れられて当院を初診。外見は年齢相応で、小声ながらもしっかりと話し、優等生的な雰囲気であるが、活気の乏しさが強く印象に残った。入院治療の可能性を示唆しつつ外来通院を続けたが、すぐにでも入院させてほしいと言う父と、あくまでも正男の希望がなければ通院治療でやりたいと言う母と、両親は意見を対立させていた。正男自身も、入院を回避するためであろうか受診の前日に突然登校したり、適応指導教室に行くと言い出したりするが、生活全体としては大きな変化は見られなかった。病棟を見学させて入院になった場合の具体的な方針を示しつつ、本児の希望を受け入れながら、解決に向けて定期面接を重ねていった。X年一一月から適応指導教室へ週二〜三回の通級をできるようになり、X＋1年に入ると、教室には入れないものの週一回程度のペースで登校できるようになる。

症例2　真帆（中三）の場合

出生から乳幼児期までの発達には問題なく、小学校までの登校状況もとくに問題はなかったが、集団行動がもともと苦手で、友人は少なかったという。X－2年春中学に進学したが、同年五月頃から登校を渋るようになり、欠席が目立ち始める（運動会などの行事には出席）。X年一月から「私は学校を必要と思わない」と言って完全不登校状態に陥り、自宅でテレビを見たりゲームをしたり読書をしたりという生活になり、外出しなくなる。

X年七月、真帆は担任教師の勧めで担任及び母同伴で当院へやって来た（担任の同伴を約束されたことで、本児も出てこられる）。表情の動きは少なく、受け答えは円滑だが他人事のような口ぶりで、発言を母に譲る場面も多い。「私は学校を必要と思わない」という発言についても、「そんなこと言ったっけ?」とそっけない。「(今の生活をずっと続けるか?)それは無理でしょう」「高校には行きたいとも思うけど……」との発言もある。「今の生活を続けるのは無理」だから「高校には行きたい」気持ちを叶えるために一緒に考えましょうと伝え、二週に一度の定期通院を提案した。通院の促しには応じ、面接での対応に大きな変化はないが、X年九月から適応指導教室へ通うようになり(初診当時は拒否していたため、診察時「どんなところか知らないで拒否するのでなくて、一度見学に行ってから、通うかどうか決めればいい」と伝えておいた)、少しずつ生活に変化が見られるようになる。不安の強かった母にも徐々に余裕が見られるようになる。

X+1年三月、定時制の公立高校に合格し、「あんな紙切れ一枚(卒業証書)のことで卒業式出るの嫌や。面白くないもん」と言い拒否的だった卒業式へも、結局は出席した。中学卒業、進路決定を見て、通院終了とした。

症例3　誠一(中三)の場合

X−5年秋(小学四年)から登校を渋るようになり、欠席や保健室利用が増える。学校での友人関係にはとりたてて問題はなく、自己主張せずおとなしい子であったが、学力面の遅れが登校渋りの一因であると推測された。X－4年二月に担任が児童相談所（以下、児相とする）へ相談に行った。そこで二歳年上の兄、年子の姉も不登校傾向であること、両親が子どもたちを放任しており、ネグレクトの疑いもあることなど、家族の問題が明らかになる。五年生ではまったく登校せず、六年生では担任の積極的な働きかけがあって、修学旅行には参加できたが、その後も遅刻、欠席は多く、二学期からはふたたび欠席が目立つようになる。担任の働きかけでも、自己中心的な母の態度に改善傾向が見られず、父は担任との面談を避けていた。欠席した日には部屋に閉じこもっていることが多くなる。

X－2年春中学へ入学したが、二学期から不登校状態になり、三学期からは適応指導教室に通級するようになる。適応指導教室へはほぼ毎日通って積極性も見られ、友人もできる。二年生になってもその生活は続くが、夏休みはほとんど外出せず、自室で寝ているか漫画を読むかゲームをしているかの生活であった。二学期以降も適応指導教室への通級を続け、二年の学年末にはときどき中学校への登校もできる。三年生になり、修学旅行へは参加し、それまでは登校していたが、修学旅行後は適応指導教室へ通級する生活に戻る。

誠一自身の社会的機能の障害に加え、家庭基盤の脆弱さが明らかで、中卒後の見通しが立たず、在宅になった場合ひきこもる可能性が高いと考えられた。児相などへの通所指導にも応じず中断した状態であったため、入院治療へつなぐのが望ましいと判断し、児相を通じてX年七月初診し、その日に入院とした。

入院後病棟内では規則正しく生活でき、院内分校へはほぼ登校できる。調理師の資格取得を誠一は希望し、進路もその関係を希望する。他児との交流は決して多くはないが、とりたてて問題はない。しかし、週末の外泊から予定通り帰院せず、数日間自宅にこもってしまうということがしばしば見られた。児相との協議の結果、家庭基盤の脆弱さに加え、本児希望の高校が自宅からは通学不可能な遠方であることも含め、高校進学に合わせて児童養護施設へ処遇することに決まる。そして、希望校への進学が決まり、卒業に合わせて退院し、養護施設へ入所となった。

三、考　察

(1) 不登校の最近の傾向と、ひきこもりとの関係

不登校の原因については、母子分離不安、無気力（怠学、優等生の燃え尽きなど）、学業不振（境界知能や学習障害など）、精神疾患（分裂病、うつ病など）、いじめなどによる心的外傷体験、学校恐怖など、さまざまなものが挙げられ、多くの治療者がその分類を試みてきた。これらいずれのタイプに

属するかによって、治療的対応がおのずと変わってくることは言うまでもない。

しかし、最近の不登校の特徴として、①原因が単一のものでなく、いくつか複合しているものが増えてきた、②逆に、原因が「ない」もの、本人や周囲が原因を認識していないものも増えてきた、③かつての不登校児が多かれ少なかれ背負っていた「後ろめたさ」が見られず、症例2や症例3のように、不登校状態になっていることを（表面的には）苦にしていない例が目立つようになった、ことなどが挙げられる。

不登校とひきこもりの因果関係はどうであろうか。結論を言えば、不登校の「原因としての」ひきこもりと、不登校の「結果としての」ひきこもりがあると考えられる。つまり、精神疾患などを背景に、対人接触を避けてひきこもるようになり、それを原因とした必然的な流れとして不登校に陥る場合と、何らかの原因で不登校状態になり、その結果としてひきこもりを伴うようになる場合がある。ただ、そのいずれかということは、問題解決に向けて働きかけていく上では、あまり大きな意味を持たない場合が多い。

（2）「登校刺激の禁」の呪縛

先日、講演のため訪れた公立小学校で、校長が「学校に来ない子どもたちに対して、精神科医に相談することが何度かあったが、判で押したように『登校刺激はするな』『学校に行かなくったっていいじゃないか』と言われる。現場としては結局どうすればいいのかわからないし、熱心に指導している教師に無力感、不全感が残ってしまう。登校刺激をするのはそんなに悪いことなのか」と話していた。この話に代表されるように、不登校への対応に対して、過度に「登校刺激の禁」に縛られていて、結局打つ手がなくなり対応に苦労している学校は、想像以上に多い（とくに教師はこちらに助言を求める際に「今、何をすべきなのか」を知りたがる傾向にあるので、何もできないことに対する閉塞感や不全感は、こちらの想像以上であることが多い）。

登校刺激を加えてはならないという過去の定説は、以前ほど絶対的な拘束力を持たなくなってきており、場合によっては弊害さえも生じることが指摘されるようになっているが、現場レベルではまだ根強く残っている。しかし、不登校が増加してさまざまな様態が生じるにつれて、一律に登校刺激をしないようにという助言や指導をすることは、減ってきているのではないか。登校刺激について、どう考えれば良いかについては後述する。

(3) 不登校・ひきこもりへの対応……私のやり方

不登校やひきこもりの原因やタイプによって対応も異なるので、一概には言えないが、まとめるとおおむね以下のようになる。

①本人が病院までやって来るかどうか

本人が受診した場合には、本人なりに何らか困ることがあり、助けを求めているサインであると考える。また、本人が受診に出てこられるぐらいの健康度は保たれていると考える。

親だけが相談に来る場合も多いが、「本人を連れて来てください」で終わらせることは決してしない。他の医療・相談機関でこう言われて、どうにもできなくなったと不満を言うケースの、なんと多いことか、驚くばかりである。受診の勧めは当然するが、一方では親を通した本人の治療、すなわち親の関わり方によって変えていける部分を一緒に探していく、こういう作業を同時進行させる。

②登校刺激について

「私のやり方」では、場合にもよるが、本人が受診してくるケースについては、思い返してみるとけっこう積極的に登校刺激をしている。前述のように、現状に困っている場合や、登校のきっかけがつかめないだけで、登校意欲そのものは芽生えてきている場合が、本人が受診してくるケースには案外多いためである。もちろん「行きなさい」などという直截的な言い方はしない。「少しだけでも行ってみたら」「職員室か保健室にちょっと顔を出すだけでもいいじゃない」といったタッチである。

タイミングも重要である。学期始めが一番良いと思うが、運動会などの行事を見に行くことから始めても良い。なんでもない普通の一日にふと行き始めるのは、不登校でなくても勇気を要するであろう。休日の朝など子どもが誰もいない時間帯を見計らって、校庭を二〜三周歩いてこさせるのも良い。いつまでも登校刺激を禁じる必要はない。大事なのはいまケースがどのような心情にあるかの見極めとタイミングなのである。

③生活リズムについて

スクールカウンセリングを始めた頃に読んだある本には、「登校しないということは、朝きちんと起きる理由はないのだから、朝起きるのが遅いことに目くじらを立てる必要はない」とあった。受診してくるケースは、しばしば生活リズムが崩れ、昼夜逆転を起こしているものも少なくない。それに対して右記の指導を行ってきた時期もあったが、これでは本人の生活状況は改善せず、親をはじめ周囲の不安が増すばかりなので、今は、登校せずひきこもっていても、生活リズムは他の家族成員に合わせた状態を維持させるように指導している。

そうすることには、家族と関わる時間が充分確保できること、自分から回復しようという気になった時に学校や社会へ戻りやすくなること、自力で立て直せないケースを「睡眠障害」というレッテルを与えて治療的関わりにつなげられることなど、さまざまな利点がある。精神病圏であるかどうかのアセスメントにも有効である。

④家族の関わりについて

昨今、大半の少年事件が賑々しく報道されることもあって、不登校やひきこもりの子どもを抱える親は、想像以上に強い不安を抱いている。そのような背景を持って受診してきた親に対して、まず大変な思いで生活してきたそれまでの労をねぎらい、回復に向けて充分協力すると約束することを第一に行う必要がある。面接を進めていく上で、症例1や症例3のように親側の問題が浮き彫りになることもあるが、親を責めることなく、あくまでも「共同治療者」として親・家族と付き合っていくのが、治療関係を維持する上で重要である。

四、おわりに

成人の精神科に勤務していた頃、中学二年から不登校でひきこもりを呈し、九〇歳の祖父の年金で生活しているが借金も多く、就労できないままひきこもりを続けている三〇歳の男性と関わる機会があった（アルコール依存症だった）。その男性は極度の自発性低下、社会機能の障害を認め、家族や親戚からも見放され、アルコール依存による身体合併症の治療もままならない状態であった。入院治療を行ったが、本人の希望により不変のまま退院し、治療は中断された。児童・思春期の不登校、ひきこもりの症例に出会うと、この症例のことが思い出される。そして、「今なんとかしなければ」という（焦燥感にも似た）思いに駆られるのである。

家に行くまで

塚本千秋

一、はじめに——ひきこもる青年の変化と対応の変化

一二、三年前、わたしが頻繁に訪問に出ていたころ、ひきこもりといえば、他人からの接触を拒み、テリトリーをけっして侵犯させない緊迫感を持つものを指した。訪問する側も、辛抱強い献身的な営みを余儀なくされた。当時わたしは医療施設を背に地域援助を行っており、かかわりの意識として、援助者の少ない分裂病患者への訪問モデルがあったからかもしれない。職場を移り、守備範囲がいわゆる「青年のメンタルヘルス」にシフトして、出会う事例が変わり、それにつれ接近や介入の仕方も変わってきた。

しかし、わたしの職域や意識変化を個人的な事情として割り引いても、今日の「ひきこもり青年」や「ひきこもり青年への訪問」という言葉があらわす対象と接近方法のイメージは、以前とはかなり違ったものとなった。

まず、ひきこもり青年の方だが、その多くは全く孤立しているわけではなく、家人との接触はあり、他人との対話も少しなら成り立ち、コンビニや本屋くらいには出かける力がある。強迫症状や対人恐怖症状もあるが、それほど激烈ではない。このような青年は以前からいたはずだが、精神科医療の視界に入っていなかった。この一〇年でこうしたタイプが増え、「ひきこもり」という呼び名が流通し（そのおかげで重症者が軽症化したことも十分に考えられる）、精神科医療従事者内外に周知された。それにともない、以前なら別の観点で類型化されていた青年群（たとえば強迫神経症や対人恐怖）も、ひきこもりという観点で考察されるようになってきた。

次に訪問の方だが、それがひきこもり青年へのかかわりの中心的な営みではなくなった。というのも、彼らが家族との関係を完全には断ち切らず、むしろその影響を受け反応しつづけていることが明らかになり、まずは家族面接をしてその関係を改善することが優先されるようになったためである。この背景には、斎藤[2]、近藤[1]、吉川[3]らの努力によって、ひきこもり青年のいる家庭で生じやすい連鎖が理解され、介入のポイントが周知されてきたという、臨床家の側の進歩があるだろう。

今日では、精神科医は、自らが足を運んで青年との関係を一から築いてゆくのではなく、家族の話を聞きながら教育的指導を行い、全体の布置を見通して効果的な介入ポイントを探すという役割が求められている。コンサルタントとかオーガナイザーと呼ばれる役割に近い。訪問は、家族との対話の中で生まれてくる選択肢の一つで、それが選ばれた場合でも、より適切な人材を探して依頼する、と考えるのが普通である。事前に家族との検討が十全になされ、適切な介入により家族と青年との関係が改善されていて、訪問のタイミングが周到に図られているので、実際に訪問する者（以下訪問者）が負う責任は、以前の訪問者に比べかなり少ない。その結果、安全度も効果も高まっているだろう。

だから、本稿では「精神科医である読者がいかに訪問するか」ではなく、家族面接の過程のどこに訪問を採りいれるか、すなわち訪問者への依頼のタイミングとその方法や、事前の彼らへの教育などに的を絞るべきなのかもしれない。

「だが……」ともわたしは思う。継続的な訪問でしか得られない経験というものがある。とりわけ、外来での予約診療が臨床の中心的構造になりつつある現在、ともすると患者の生活や暮らしぶりへの関心はなおざりにされ、自主的に外来に通ってくる動機づけの高い患者への治療が優先されている。

まじかでその人の暮らしぶりを見ながら、少しずつ接近して関係を築いてゆくという、わたしには精神科医の基本に思える研修の機会が失われるのは残念である。それにおそらく結局は、種々の事情で家族への援助ができないケースや、青年と家族の関係が決定的に崩れて修復が難しくなっているケースが、臨床の課題として残るだろう。このようなケースでは、医療関係者が地道に訪問をして関係を築き、それを維持しながらチャンスを待つという方法を採るしかなかろう。

というわけで、本稿では最初に、今後要請が増えると予測される「同世代青年による訪問」のマネージメントについて簡単にふれ、残りの部分で「精神科医自身が訪問者となる」場合に留意すべきことを述べる。

二、同世代青年への訪問の依頼

たとえばピア・カウンセリングなどを学んでいる学生グループに訪問をたのむとき、わたしがどのようなことを言いそうか考えてみる。(註1)

まず学生のグループに相互援助の雰囲気が育っているかを見きわめる。孤立した学生が孤立した青年と関係を結ぶのは危険である。グループは、知恵を出しあって訪問者を支援する場であり、ときに

は訪問した青年を連れ出す候補地となる。(註2)

次に、わたしは学生と対話しながら訪問者としての適性を見るだろう。約束や秘密を守ること、相手の身になって話を聴くこと、傷つきやすい相手に配慮ができること、などは当然として、その上に、いざというときの柔軟性、少々のことでは動じない楽天性を選ぶ。押しつけがましさや、理屈っぽさも、ときには有力なキャラとなるが、訪問者にはふさわしくない。当人同士の趣味の一致はよさそうなことだが、あまり恣意的に人を選ぶのもどんなものか。むしろ当人の意欲と偶然にまかせ、あまり考えないで選ぶかもしれない。

実際に訪問をたのむ際には、対象となる青年の情報から、同世代との接触がさほど外傷的にならないことを確かめる（対人恐怖の中の一群は同世代の健康的な青年を最も忌避する。もちろん根ぶかい病理が推定される場合は、とりあえずわたし自身が訪問をすることになるだろう）。その上で、わたしが持つ情報のうち、確かそうなものだけを訪問者に伝える。「何年間、外出していないか」「いつ母親をどなりつけたか」「いつ壁に穴を開けたのか」など。誰かと誰かの心理的な関係や生育史など、先入観になりそうなことは言わない。ここに至るまでのいきさつ、つまり「わたしが誰（たとえば母親）とどのくらい話をし」「その話し合いで何が変化してきていて」「わたしと母親があなた（訪問者）に何を期待しているか」については詳しく話す。

そして「無理して仲良くなろうとしなくてよい」と話すだろう。「頼まれて来たと率直に話せばよい。気が乗らないなら次の約束もしなくていい」とも言う。学生が拒否を心配するようなら、「拒否をされたらアッサリ引き下がる。意地にならないこと。会えなくて当たり前」と返事をする。

つまり、全体の成り行きは当人たちの意志にまかせるが、深入りは避けるよう助言する。だが、これだけは感じてきてほしいと頼むだろう。「表面上はともかく、本当のところ、誰かと話をしたがっているのか。放っておいてほしがっているのか」。

最後に念のためにつけくわえる。「社会への参加の仕方には我々が知らない色々な道筋があり、また社会に参加をしないという生き方があってもよい。そして二人の人間に上下などなく、我々と相手をわかつものはただ偶然なのだということを忘れないでほしい」と。もっとも、このようなことは青年たちの方がよくわかっていて、自戒すべきなのはわたしたちの方かもしれないが。

三、精神科医による訪問

（1）わたしの変化

「はじめに」でもふれたが、わたし自身、さまざまな試行錯誤を経験して、訪問についての考え方が変化してきた。手前味噌な話題だが、それを記しておくことは読者の参考になるだろう。

最初わたしは、青年と一対一の関係を成立させることを目標に、家族への介入はあまり行わず、早期から一人で訪問していた。頻度も週一回など、多かった。背景に個人精神療法のイメージがあったからだと思う。つまり青年と関係を築き、その上で精神内界を探索する個人精神療法に導入するという意図があった。だが、これはあまりうまくいかなかった。青年と親しくなれば、次第にあてにされるようになる。潜在的な依存欲求が強いケースでは、依存とそれをめぐる葛藤が顕在化し、些細な出来事からボーダーライン的な現象を招き、結局は、より多くの援助者が必要になった。また、青年との関係が順調でも、家族への暴力などが起きれば、家族は当然わたしにＳＯＳを出す。家族の要請に応えようとすれば、わたしは家族の立場に立ってしまう。口には出さなくとも、そうした気分で訪問すれば、青年との関係はギクシャクする。

このような経緯で、わたしは訪問を含んだ治療的接近をコ・ワーカーと二人で相談しながら計画し、実際の訪問も初期には二人で行うようになった。二人のうち、一方が訪問を続け、もう一方が全体の付置を見ながら家族や訪問者をサポートする。青年に危機が生じたり転機となる出来事が起きたときには、再び二人で訪問して話しあう。また、訪問の頻度も多すぎないように気をつけた。多くは月に一度程度である。このようにして治療を立体的にして、一対一の関係が突出しすぎないよう配慮した結果、ドラマティックな変化は期待できないが、より安全な治療的接近とその維持ができるようになった。

さらに、青年がひきこもっている時期には、狭義の個人精神療法は成立しがたいこともわかった。精神療法は、孤独や見通しの乏しさなどに対する支持的なもの（ただしあっさりとしたもの）か、情報の集め方や現実場面でのふるまい方など教育的なもの（これもきわめてひかえめに）にとどめるのが適切である。簡単に言えば、当面、訪問は訪問だけで、つまり「会って様子を聴き、雑談する」だけで十分である。それ以上のことは治療施設で待ち受けるコ・ワーカーか、他の外来治療者に任せるのがよい。

やがてわたしは家族療法に接する機会を得た。青年が一人病んでいるとか、家人が一方的な悪者（あるいは被害者）である、という枠組みから離れることで、登場する人物全員が貴重な資源を持つと考えることができるようになった。そして家族間には、認知のひずみや投影同一視などで生じる思いこみや誤解がたくさんあり、対話を促進することでそれが解け、途方に暮れている青年や家族が意欲をとりもどすことがあることを知った。
このような経験を経て、ようやく全体の布置が見わたせるようになった。今では、あまり早急に訪問をしようとはしないだろう。まずは家族とじっくり話をし、無理のない範囲で家族と青年の関係の改善を図る。訪問をするにしても、月に一度ないしはそれ以下のあっさりとしたものにして、濃密な関係を築こうとはしないだろう。ただ、これをわたしの進歩と表現することには、ためらいを感じるけれども。

(2) 具体的な準備と対応

家庭内で暴力をふるうひきこもり青年と、そうでない青年とでは、家族が訪問者に期待することも違い、訪問のやりかたにも違いが出てくる。前者では救急的対応や警察等への連絡も視野に入れておかねばならない。ここでは、年余を越えたひきこもりで、家庭内暴力はないものの壁を殴ったりするくらいの行動があり、家族からの働きかけに拒否的であるくらいのケースを念頭に話を進める。

a. その適応

適応とは、推定される利益が侵襲を上回ることである。一見すると、訪問とはひきこもりを破る営みであるから、「ひきこもりでなくなること」が「ひきこもり」よりもよい、と考えられる場合に適応になると思われよう。そういうこともないではない。訪問がきっかけとなって、周囲や医療機関への恐怖を減じ、孵化ともいうべき新たな一歩が踏み出されることもある。だが、訪問は「必要なひきこもりが充分になされていない」ケースに接触することで、「よりよくひきこもる」ことができるよう援助する営みでもある。実際、その役割が大半である。だから、適応を考える際には、ひきこもりをプロセス（必要な防衛のプロセス、あるいは回復のプロセス）としてとらえ、その質を吟味するという視点が必要となる。その最も端的な指標となるのは、やはり本人の苦痛感である。壁を殴ったり、大きな声を出すというのは、焦りや罪悪感、家人への怒りのためにひきこもりがうまく成立していないことを意味し、訪問の適応と考えられる。

難しいのはそのような苦痛感が表現されていないケースである。訪問が話題になるからにはひきこもりが長く続いているわけだが、目安になるのは、ひきこもりの総期間ではなく、外出・登校・就労・規則正しい生活等についての家族からのプレッシャーがなくなってからの長さである。不登校でも同じであるが、「緊張や疲労」という点で、全く休めずに半年や一年が経過していることも多い。疲労というと、まだまだ一般に身体の疲労と受けとられる。親には「疲れているわけがない」と苦笑されてしまう。が、そのように言う親自身が疲労という感覚に開かれていないことがある。「焦りといらだちのなかでは『脳の疲労』は減らないもの」とか「意欲というのは、十全な休養の末に脳に自然に芽生えるもの」という解説が必要となる。

だが実際には、訪問がなされてはじめて親がプレッシャーをかけるのをやめるという展開もある。どうしても働きかけを続けたいという親の心情が、「訪問してもらってもこうなんだから」という形で落ち着いてゆくのであろう。たいていの訪問がそうであるが、こういう場合の訪問は、特に当人から「ひきこもっていてはいけないと医者が叱責に来た」「新たな行動を起こすように他人が説教に来た」と受けとられやすい。「とりあえずゆっくりしてみよう。きっと大丈夫だよ」と保証し、家族の方にも「大丈夫ですよ」くらい言って、防波堤になっておくのがよいだろう。

親が意図していないプレッシャーもある。親の立ち居振る舞いやその口調、生じさせる生活音が、青年のこころをかき乱しているなどである。「この声を長年聴いてきたのか」とため息をつきたくなるような、どこか相手を威圧し、いらだたせる声の調子、しゃべり方というものがある。このような場合には、偶然に頼るよりほとんど方法がない。不謹慎にも親の衰弱を待ちながら訪問を続けていたことがある。

非特異的な身体症状は、なんらかの防衛的な営みが生じていることをしめす。本人の苦痛感が少ない場合には、それが治まるまで待つのがよい。休養の始まりというよい方向への変化（身体が休養モードに入ったとでも表現されようか）の場合が多く、親の方にも強い働きかけは控えるように助言する。ただし、不眠や急激な体重減少などの場合は、是非とも介入が必要だし、本人に苦痛感のある身体症状は医療との貴重な接点となる。

わたしの経験したケースでは、ひきこもったり頑張ったりという繰り返しの末、バリスムのような粗大な不随意運動を呈した。本人も気がついていたが、家人に苦痛感は全く訴えなかった。その後完全にひきこもり、どうなることかと心配したが、とにかく様子見に徹したところ、運動が消えて約一年の後、友人と交流を始めた。

ところで、臨床現場で問題になるようなひきこもりの青年には、純粋なスキゾイドは滅多にいない（というか、スキゾイドの定義そのものが、家人やその他の人が問題視するようなひきこもり行動と矛盾する）。たいていは発達に多少問題があり「自閉傾向」とか「アスペルガーに近い」と言われてきたスキゾイドである。基本的に彼らはその必要性が納得できれば来院するし、何度も要請されれば騒ぎを起こしたくないので外来受診を選択する。そのようなスキゾイドが来院を拒むのは、拒むという行動に意味を見いだしているか、よほどのことが起きていると考えられるから、当面様子を見るのが妥当である。またこのような青年が外来に来ない場合に、親の方に息子の受診をためらわせる心性、たとえば医療不信や他者不信などが働いていることがある。「息子がこのようであるのは親の恥」とか「かわいい息子を粗末に扱われたくない」等の心性を察して、乱暴な働きかけや親への非難は慎むべきだ。

結局のところ、外来にどうしても登場せず、さりとてなんらかのプロセスが内部で働いているようには思われないようなケース、すなわち訪問が話題になるケースは過敏性を持った強迫性格の青年が多く、醜貌恐怖の青年がこれに次ぐ。種々の働きかけがうまくいかなかった結果として、すでに回避性人格とか自己愛人格などと呼ばれてしまっていることも多い。言うまでもないが、訪問の段階で回避性や自己愛性を真正面から取り上げてうまくいくことはない。親の方にも回避性や自己愛性は、やむを得ず生じた結果であると話しておくのがよいであろう。

b．訪問前から玄関まで

先に述べたように、ひきこもり青年とその家族の力学は、多くの臨床家に共有されつつある。訪問者も、そうした「よくある付置」を学んでおくべきだが、実際の訪問の際にはそのような知識は棚あげしておく。地図が目に焼きついてしまった同行者は、しばしば目前のチャンスや危機を見落とす。人の言うことは人の言うこととして、当面は自らの目で見たもの以外は信じぬ覚悟で出かけていきたい。そして彼の住居の家屋のつくり、調度のたたずまい、部屋の位置、聞こえてくる物音、ただよう匂い、畳の温度などに、五感が集中できるよう、知性に休憩を命じておく。

直前の家族面接は重要で、訪問の目的を再確認しておく。家族は訪問に過剰な期待を寄せがちなので、「あまりたいしたことはできないんですよ」と告げる。先述したように「よりよくひきこもれるように助言するかもしれません」と念押ししておいた方がいいこともある。

当人への訪問の予告は原則として行うべきである。家族はしばしば本人に内密で相談に来ている。それを告げると攻撃が強まると畏れているからである。「誰かに言ったら殺してやる」などと実際に脅していることもある。救急的な状況は別として、家人が相談に行っていることや訪問者の来訪をめぐり多少とも対話ができる関係が築けるよう、家族へのサポートを続ける。

やむを得ず予告せずに訪問する場合には、どこまで踏みこむか事前にはっきり意識化しておく必要がある。中途半端な接近は突発的な危機を招く。基本的に家の奥まで入りこまず、玄関先で名を名乗り、返事がなければそのまま帰るか、簡単なメモを残すくらいでよい。かりに本人との面会がかなっても、初回は玄関先での短時間の面談にとどめ、あっさりと引きあげるのが無難である。

c. 玄関から本人の居室へ

訪問の予告にもさほど動揺が見られないなら、初回の訪問からゆっくりと話すことができるだろう。最初は、自己紹介とここに至る経緯を簡単に説明し、「お節介と思うかも知れないが、心配している」「無理をさせたりとがめたりするのではない」という内容をフランクに話す。その後は、当人が話し出せばそれに合わせればいいし、寡黙なようなら身体の調子や気分などを一般的な問診形式で問う。

医者というのは何かをしたがる習性があり、ここでも特別なことを言ったりしたりしたくなるが、面談の成立自体が途方もなく大きい出来事であることを忘れてはならない。服薬の奏功しそうな症状がある場合でも、その情報を紹介するくらいがよく、逡巡するようなら無理に置いて帰ったりしない方がよい。頻脈その他の自律神経症状がある場合なども、「一度検査を受けた方がいいよ」くらいの言葉で、病院や精神科の敷居を下げておくくらいがよい。

薬を届けたり、検査機器を持ちこむなどのサービスは、避けられるのなら避けておく。ひきこもりを批判しない、外出を無理強いしないのは当然だが、だからといって彼や家族が出かけるチャンスを奪うようなお節介は慎みたい。身体の検査などには抵抗なく病院に来院できるケースもある。

訪問者は家族の代理でも使者でもない。「家族の依頼を受けてはいるが、家族とは独立した存在である」というニュアンスをいかに伝えてゆくかが重要である。たとえば、訪問先で家族と本人が口げんかを始めた場合でも、常識的な仲裁以上のことはせず、二人の喧嘩は二人の間で解決するように言う。あえて、家族と本人の関係には興味はなく、本人に興味があるだけだということを態度で示すこともある。

激しい暴力の突発に、家族はあてにならない。もちろん状況によりけりだが、「私は私の身を守ることしかできないので、お母さんは自分の身を守って下さいね」くらいは前もって言っておいてもよいであろう。

d．継続的な訪問の行方

ここから先は、訪問者一人ひとりの個性やバックグラウンドに負うところが多すぎて、論述が難しい。訪問者の所属する施設が思春期デイ・ケアのような場を設けていれば、折を見てそこに連れ出すのが最も自然であろうか。多少の波乱が覚悟できるなら、ドライブや喫茶店での雑談、買い物、映画鑑賞などに、結びつけてゆくというやりかたもあるだろう。もちろん、本人が自主的に精神科外来に通院するようになり、訪問の役目が終わることもある。

いずれにせよ、ひきこもり期間の強迫性がゆるみ、他者との交流が復活するにつれ、青年は多かれ少なかれ退行的になり、わがまま風の言動が増えるので、そうした変化は織りこんでおかなければならない。多くの青年はこの時期、特定の対象を理想化して急接近しようとしたり、同じ対象を価値下げしたり恐怖を感じて絶交するという、いわゆるIn and Outという行動パターンをとる。訪問者が、つかず離れずそのような経過の伴走者となれれば理想である。

しかし重症の醜貌恐怖などでは、ひきこもりが続き変化が起きないこともある。パソコンの普及がこうしたケースにＳＯＨＯなどの機会を提供しているかもしれない。

どのようなタイプに分裂病の発病をみるかは臨床家の興味を引くところであろう。わたしは個人的に、人がよく、再活動しはじめてもわがまま性の目立たないケースがそうなりがちだと考えているが、間違いかもしれない。急性の混乱や幻覚妄想状態が起きれば、共同治療者とよく相談し、より安全な治療組織を紹介する。「わたしの経験」にも書いたが、訪問者が一人で対処するのは不可能である。そういうときには少し身を引き、事態が収束した後に、要請があれば訪問を再開するのがよい。

二人の関係がどのように終息するかは、さまざまであってよいが、あまりに長期の年余にわたる訪問は、話題もつきて互いに倦んでしまうだろう。そうなると必要な偶然も起きにくくなる。約束を守るのは当然だが、青年の強迫性に、強迫性で応えてしまわぬよう気をつけたい。ある程度のなじみになったところで「必要なら電話して」に変えてもよいし、「気が向いたら会いに来てね」とうながして、両者が休憩することも必要だろう。

四、おわりに——面接室の自由と訪問の自由

赤い照明の部屋で赤いスーツを着ていれば、手足の先と顔しか見えない。しかしひとたび外出すれば赤いスーツはたいへん目立つ。外来で行われる精神療法の自由は、その人の存在が照明にとけ、消えていることによって保証されている。

訪問先で、この自由はない。訪問者は自己の存在の違和感に直面する。その中で何とか存在しようとすれば、ふるまいの選択肢は極端に少なくなる。臨床研修として訪問を考えるとき、この「できることの少なさ」を感じることが重要である。

訪問活動を行っていると、外来・入院のみで診療している先生方の勝手さが目につく。「ちょっと訪問してくれない？」と依頼されるのはよいとして、「なんとかできるだろう？」というような勘違いをされるのは困る。「あなたが、自由に患者に近づいたり離れたりできるのは、組織や面接室に守られて

いるからだよ」と言いたくなる。地域活動には、施設内活動よりもハードルの高い「倫理・礼節」というものがある。

誰かに訪問を依頼する際には「訪問以上のことはなかなかできない」ということをわきまえていただきたいと思う。そして時には自らも訪問に出て、自分の着ているスーツの色を確認してみるとよい。そのときスーツの不自由さにも気がつくだろう。

註

（註1）わたしは実際にはこのような活動をしていない。このような活動をしている方々には不快な記述かもしれないが、容赦されたい。

（註2）自助グループやピア・サポートには患者による患者の支配とか、患者を利用した患者支配（統治）という大問題がつきまとう。ここではそれにふれないが、オーガナイザーはその徴候に鋭敏であることが求められよう。

「ひきこもり」の症状形成と時代精神

――戦後五〇年の神経症症状の変遷の中で――

衣笠隆幸

一、はじめに

「ひきこもり」に関しては、最近はさまざまな視点から論議が行われている。筆者は、最近の数年間は、主として分類と治療論について臨床研究発表を行ってきた。本稿においては、「ひきこもり」の症状選択の問題について論じてみたい。そのために、戦後における神経症や思春期青年期におけるさまざまな症状の変遷とその時代背景との関係を論じる。そして、「ひきこもり」を近年の症状の変遷の歴史の中での位置づけ、その意義について考察する。さらにその背景にある個人の神経症的葛藤の共通性について論じてみたい。そして治療的には、その症状にはとらわれず、その症状形成に関係している個人の無意識的葛藤領域の問題を扱うことが重要であることを示したい。

二、「ひきこもり」の定義

近年「ひきこもり」の問題が社会的状況を反映して、特にメディアを通して注目されている。「ひきこもり」という用語は、本来臨床的には患者個人の状態像を表す用語で、疾患名ではない。しかし、最近臨床現場においても、若年成人（特に二〇歳代前半）の主として男子において、現象的に「ひきこもり」の状態を主特徴とした患者群が多く見られるようになった。そのような患者群を臨床的に観察すると、さまざまなタイプのものが存在していることが明らかになってきている。その中でも、精神病的なものは「ひきこもり」の疾患群から除くのが通例である。さらに「ひきこもり」には、一次的なものと二次的なものがある。「一次的ひきこもり」は、固有のひきこもり群であり、他の神経症的症状は顕著ではなく、「ひきこもり」そのものが主な症状で、その背景に無気力、空虚感などを持っている。「二次的ひきこもり」は、他の神経症的な症状のために「ひきこもり」の状態にあるものを呼んでいる。

本稿においては、この「一次的ひきこもり」（以下「ひきこもり」）の問題を論じてみたい。

三、現代と「ひきこもり」

「ひきこもり」は、現代の日本にかなり固有のものと言われている。他の先進諸国などを見ても、このような「ひきこもり」のような症状選択、行動選択を取っている患者群は多くはないようである。つまりこれは神経症患者のある個人的な症状選択のタイプの一つであるだけでなく、その症状選択には何か社会の雰囲気や時代の精神を反映しているものであろう。この症状選択の問題は、古くて新しい問題である。一九世紀末から二〇世紀初頭において、フロイトはヒステリーや強迫神経症に注目し、彼は幼児期のエディプスコンプレックスにその病理の源泉を見いだしている。その時に、最初は彼は症状そのものの象徴的な意味についての研究に集中していたが、後半にはその症状形成の背後にある無意識的葛藤の解明に力点を移動させている。そして、各疾患によって、発達論的に異なる段階における葛藤が症状形成に関連していることを見いだしている。それでも、すべての症状選択の問題が明らかになったわけではない。

実際にこの症状の変遷は、社会の状況変化に並行して何かの力が働いているかのように変化している。若年成人の社会不参加の問題が明らかにされるようになったのは、最初は一部の患者について、笠原がスチューデントアパシーや退却神経症という概念によって明らかにしているものである。しかし、九〇年代になって「ひきこもり」の問題として、かなり多くの若年成人の患者群が見られるようになっている。それはほとんどが男性患者であり、多くの女性患者は八〇年代からよく見られるようになった摂食障害である。これらの症状選択は、上記のように時代のある雰囲気や精神状況を象徴的に病理的に表現していると思われるのである。そして、それらは社会の状況をネガのように表現しているように思われる。

四、時代精神の変遷と神経症症状の変化

ここでは、この症状選択の問題を主に考察してみたい。そのためには、大まかに筆者が精神科医になって約三〇年間の経験も含めて、第二次世界大戦後の非精神病成人患者、特有の妄想状態を含む思春期青年期の患者の症状変遷を振り返ってみる。やや煩雑で迂遠ではあるが、それはおそらく現代の「ひきこもり」の症状選択の理解のためにヒントを与えるであろう。

(1) 一九六〇年代まで

戦後から一九六〇年代までは、対人恐怖症が多く、吃音や赤面恐怖症、ヒステリーでは意識消失、けいれん発作、後弓反張、手袋状知覚障害などがよく見られた。また憑依妄想などもよく見られた。対人恐怖症などに関しては、家父長的な道徳律が比較的生きていた時代には、一般社会の基本的心性として、自分が他者からどのように見つめられているかということが自己の存在にとって重要な要素であったことと関係性がうかがわれるのである。また、転換症状がよく見られたが、それは身体が病んでいることが、周囲に対しても自分に対しても自己の苦痛を受容され受容し、苦しみをアピールするためにも最も適したものであったのだろう。憑依妄想などは、山村などの伝統的な小社会におけるシャーマニズム的な自然との神話的な交流が見られるところで、よく見られていた。そして、人格が獣や神話的な存在物に転換してしまうことによって、自己のコントロールできない他者的な自己を持っていて、苦しんでいることを表現していたように思える。そのような表現手段は、病理的なものではあるが、そのような特殊なコミュニティの背景にある基本的な状況をよく捉えたものであり、最も適した表現手段であったのだろう。

(2) 一九七〇年代

この時代になると、転換症状を持つヒステリーはやはり女性に多く見られていたが、現在の境界例といわれる患者群が徐々に見られるようになっている。後者は、症状としては抑うつ発作、情緒不安定性、衝動制御の困難さ、自傷行為などが特徴であり、自分が混乱し自己が確立していない状況を、より直接に表現するような患者が見られるようになった。

当時の社会状況は、徐々に都会文化が中心になりつつあり、個人主義が台頭し始め、周囲の目をあまりはばからず、自己主張や自己表現をする若者などが日常的に見られるようになった。そのような状況においては、身体症状への転換など手の込んだことをすることなく、直接的に自己の病理的な状態を表現する症状選択の方法を採用しているのであろう。

この頃には、対人恐怖症も重症化した症状を訴えるものが多くなった。つまり思春期妄想症とか自我漏洩症候群といわれた自己臭恐怖症、醜貌恐怖症などである。これらの患者群は、多くは男性であったが、自己臭恐怖の場合には、女性患者も見られた。これらの患者群は、自己が他者からどのように見られるかという不安が見られるが、その原因が自分の中に存在する醜い他者からいやがられ避けられるというものである。つまり自己が他者に苦痛を与えるようなものを内部に持っているという症状である。これは当時、徐々に社会に対して反旗を示し始めていた若者たちが、権威に対しての挑戦をする中で、自己の攻撃性が他者にどのような苦痛を与えているのかという不安を、カリカチュア的に表しているものでもあろう。

(3) 一九八〇年代から現代

この時代になると、社会は豊かになり、生活物資は周囲にあふれているようになった。転換症状を主な症状とするヒステリーや自我漏洩症候群の患者は少なくなり、女性は摂食障害、男性は「ひきこもり」が徐々に見られるようになってくる。

a. 摂食障害

摂食障害は、その背景に境界性パーソナリティ障害が多く見られ、次いでスキゾイドパーソナリティ障害が見られる。その摂食障害の症状自体が、自己の口愛期的対象関係の障害を表していることが特徴である。女性が食べ物の摂取に関する症状を選択するのは、女性が身体像の形成や身体内部に対して、特別に象徴的な意義を持っていることと一部は関連していると考えられる。

摂食障害の中で、八〇年代前半によく見られた神経性食欲不振症に関しては、現代社会で孤立した女性たちが、自己の存在の危うさや愛情を十分に受けていない飢餓状態を病理的に表現しているようである。また、思春期青年期における分離個体化と女性性の確立の時期に、自分の身体が成熟することへの拒否と不安を表現しているとも考えられている。これは、現代の一般の女性が、時代の特徴的な共通する雰囲気として、自己の分離固体化と自立に対する不安を持っていることと、大きな関連性があると考えられるのである。

過食症の場合には、多くは嘔吐を伴っているが、これはどん欲性と「良い対象」（養育者）に対する羨望や価値下げの問題を表現している。つまり、自分はいつも欲求不満と空腹に晒されていて、どん欲に食物をほおばるが、飲み込んだとたんにその食物は、気持ちの悪い対象に変換してしまい、嘔吐によって吐き出されてしまう。これは、赤ん坊の原始的な対象関係の悪循環を表現していると考えられる。つまりそのような女性患者は、自分が養育者によって永久に満たされることはなく、どん欲に食べ物を求めるが、与えられたものはすべて吸収する価値のないものであるという、対象関係の病理的特徴を具象的に表現している。また、これは現代社会に溢れている消費物資が、自己の真の欲求を満たす質を持ち合わせてはいないとか、量的な満足では癒やされることのない心が存在していることを訴えているようにも見える。

九〇年代になると、過食症のほうが多く見られるようになっている印象があるが、彼女たちは、なぜこのように直接的に原始的対象関係における自己と他者との関係性の問題を表現するようになったのであろうか。この時代は、かつての権威主義的な社会が衰退し始め、自己主張と個人主義がより顕著になり始めた。社会は先進国として物質的に豊かになり、多くの個人は大都会に住むようになった。また転勤による移動も激しくなり、核家族が孤立した状態で大都市に大量に見られるようになったのである。若者は、自由を謳歌し権威に対して比較的自由に抗議声明ができるようになったが、孤立と両親世代との世代間の区別がはっきりしない状況に置かれるようになった。女性も、明確な女性像を社会が提供することができなくなり、確固とした自己感を得る機会を得ることが困難になっているのではないか。そのような時代の雰囲気を敏感にキャッチして、シニカルでネガとしての摂食障害として、成熟した女性としての身体機能を持つことができない病理的な表現をする人たちが、登場しているように思われる。

なお、一部には多重人格症の患者が、少数ではあるが見られている。これも、現代社会が多くの変化する社会場面で、異なる自己の面や機能を使い分けることを強いられている現代人の在り方を、巧妙に症状形成に取り込んだものであろう。

b.「ひきこもり」

「ひきこもり」（一次的）の患者群も八〇年代から見られるようになり、九〇年代からは多く見られるようになった。彼らのほとんどは男性患者であるが、無気力と虚無感、不鮮明な自己像と、社会的関係を拒み、成人としての職業選択に関する自己像の確立を避けようとしているように見える。多くの患者群はそれに対して葛藤的で、何とか社会参加をしようと努力しているように見えるが、一部はそのような生活に満足していて、社会的生活を求めようとはしないように見える。なおこれは、かつての対人恐怖症や自我漏洩症候群などと同じ系列の症状形成群かもしれない。

「ひきこもり」という特有な症状選択も、やはり現代の社会的雰囲気や状況に対する、病理的な関係性の表現でもある。彼らの「ひきこもり」の行動選択と無気力、自己像形成不全などは、社会が特に男性の若年成人に期待している分離独立の過程を取ろうとせず、後退して退却した状態である。彼らが回避し退却しようとしたものは、社会的な期待される成人男子の世界であり、現代社会が提供するメディアなどによる多くの情報と、高度な知識や技術を必要とする無機質で競争の激しい、弱者や敗者を受け入れようとはしない社会の中で成人になることに躊躇している姿である。これは、現代の社会に住む私たちが、特に男性が、心の隅では誰もが持っている不安でもあるであろう。「ひきこもり」の症状選択は、現代社会の男性にとっての厳しい状況を、やはりシニカルにカリカチュア的に表現しているものでもある。ただその逃避としての「ひきこもり」を症状として選択することは、日本特有の父親不在と両親と子供の共生的な関係と大きな関係があるのであろうし、日本の文化の根幹の部分を形成しているものと関連しているのであろう。

(4) まとめ

以上のように、神経症患者などの表現する症状はこの三〇～四〇年の間にも激しく変化して、社会の状況を巧妙に反映し、シニカルでネガティブな形でカリカチュア的に表現している。このような症状形成に関しては、フロイトは衝動の表現とそれを検閲して社会に受け入れられるものに変形する妥協生成の過程を論じている。実際の症状形成の変遷を見ると、患者各個人はそれぞれきわめて社会の状況を敏感にキャッチし、その社会の不安や病理的側面を巧妙に取り入れて、自己の病理としての表現を行っているのである。そこには、患者個人の無意識の力が大いに関係している。患者たちが表現しているものは、社会における一般の個人が直面している最も葛藤的な状況を敏感に察知して、病理的ではあるが、社会の前線の心的状況を前衛的に表現しているのである。

五、多彩な症状選択の背後にある無意識的葛藤

「ひきこもり」も一般の神経症やパーソナリティ障害における多彩な神経症症状と同様に、個人の未解決の無意識的葛藤の表現形態であると考えることができる。また上記のように、これまでも多彩な神経症症状が、時代の変遷とともに変化してきたことを見てきたし、それらは時代の負の雰囲気を見事に捉えて、隠喩的に表現しているものでもあった。そのために神経症症状を持つ患者群は、ある意味で時代の不安についての前衛的な負の語り部でもあるのである。

他方で、そのような個人には固有の葛藤があり、その社会的表現としての病理的な症状選択が巧妙に行われている。そして、時代の流れとともにそのようなさまざまな症状選択の変遷を示してきた患者たちも、背景にある無意識の葛藤には多くの共通したものが見られる。つまり幼少時期からの両親（あるいは養育者）との葛藤が、未解決のままに心の無意識の中に存在している。そこには、各患者個人の固有の幼少時からの長い生活史の世界がある。代表的なものとして、〇歳児における早期対象関係の未解決の葛藤、つまり妄想分裂ポジションにおける迫害的不安の世界、抑うつポジションにおける見捨てられ不安や抑うつ不安などが見られる。幼少時から両親と子供の関係における過剰な葛藤的

不安が体験され、それらが思春期青年期まで未解決のままに持続している個人が、各種神経症症状を呈する準備状態にあるのである。そして、葛藤を刺激する体験をきっかけに、社会の不安と病理的側面を敏感にキャッチして、個人の葛藤と巧妙な複合体としての症状形成を行うのである。症状としての「ひきこもり」もしかりである。

六、おわりに――ひきこもりの臨床の特徴

時代とともに神経症症状は変化してきているが、その背景にある患者個人個人の葛藤は多くの共通点がある。そして、実際の治療においては、その症状に焦点を当てるだけではうまくはいかないのである。症状はあくまで、何かの個人の葛藤がうまく処理されていないサインである。それでも臨床的には、その症状によって治療的な手続きに特有の問題を呈している。しかし、基本的な治療目標は「症状から対象関係へ」である。

「ひきこもり」の患者群は、多くが本人は受診することはなく家族の相談が多い。これは多くの患者が、無気力で対人接触を避けたがる傾向や、自己愛的生活の中では葛藤を感じることができなくなっており、葛藤を感じる部分は家族に投影されているのである。つまり家族は患者について大変困り

心配しているが、患者個人はその葛藤さえ抱かなくなっているものが多い。

本人が受診することが少ないために、ひきこもり患者は特殊な治療上の工夫をする必要がある。まず第一には家庭訪問方式、電話による相談などあくまで患者本人を治療対象にしていこうとする姿勢のものがある。しかし、これでも患者が治療者には出会おうとはしないものも多く存在しているし、人的にも大変な労力を必要とするものである。次には、家族を通しての治療、つまり家族相談を主要な治療法として行う方法である。家族が受診することが多いために、家族を通した援助が重要な手段になる。そして家族全体のダイナミックスの変化が、患者の無意識的葛藤の解決に影響を与えることをもくろんでいる。

「ひきこもり」問題とネットワークの課題
――連携・協働の意義と可能性――

長谷川俊雄

一、「ひきこもり」状態と「ひきこもり」問題

「ひきこもり」状態は、どのような契機や経過を踏まえることで、本人・家族（本人以外の家族構成員）が「ひきこもり」問題に直面することになるのだろうか。「ひきこもり」状態そのものは、価値中立的な生活現象を表現しているのにすぎない。しかし、昨今の「ひきこもり」についての言説は、ややもすると「ひきこもり」状態そのものが即時的・自動的に「悪いこと」「特別な問題」として認識されたり、取り扱われてしまう傾向が強いように思う。援助対象・範囲の確定と有効な援助方法の開

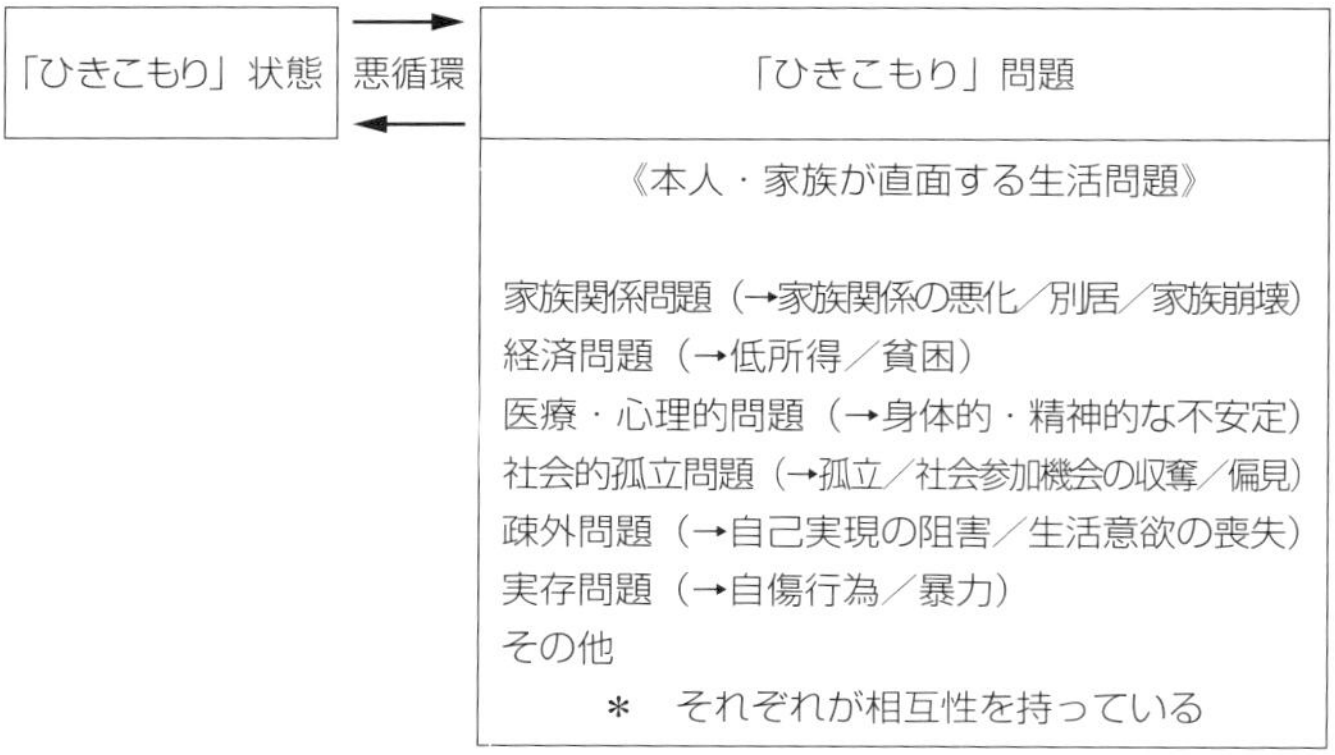

図１　「ひきこもり」状態と「ひきこもり」問題

発のためには、「ひきこもり」状態と「ひきこもり」問題を整理した上で、〝いったい何が問題になっているのか?〟という視点から検討することが重要ではないだろうか。一つの仮説的な提案として、図1のように考えることもできよう。しかし、ここで誤解のないように指摘しておきたいことは、「ひきこもり」問題という捉え方は、個人病理・家族病理としてのみ理解するだけではなく、その上で「ひきこもり」状態が生み出す生活問題＝社会的困難（社会的解決の必要性・必然性の認識）として理解することを言っているのである。「ひきこもり」問題のこうした理解は、精神医学・臨床心理学の専門家や実践家の治療的な働きかけに加えて、それ以外の援助職・本人・家族・市民によるさまざまなレベルでのネットワークによって「ひきこもり」問題を緩和・解決できる可能性が

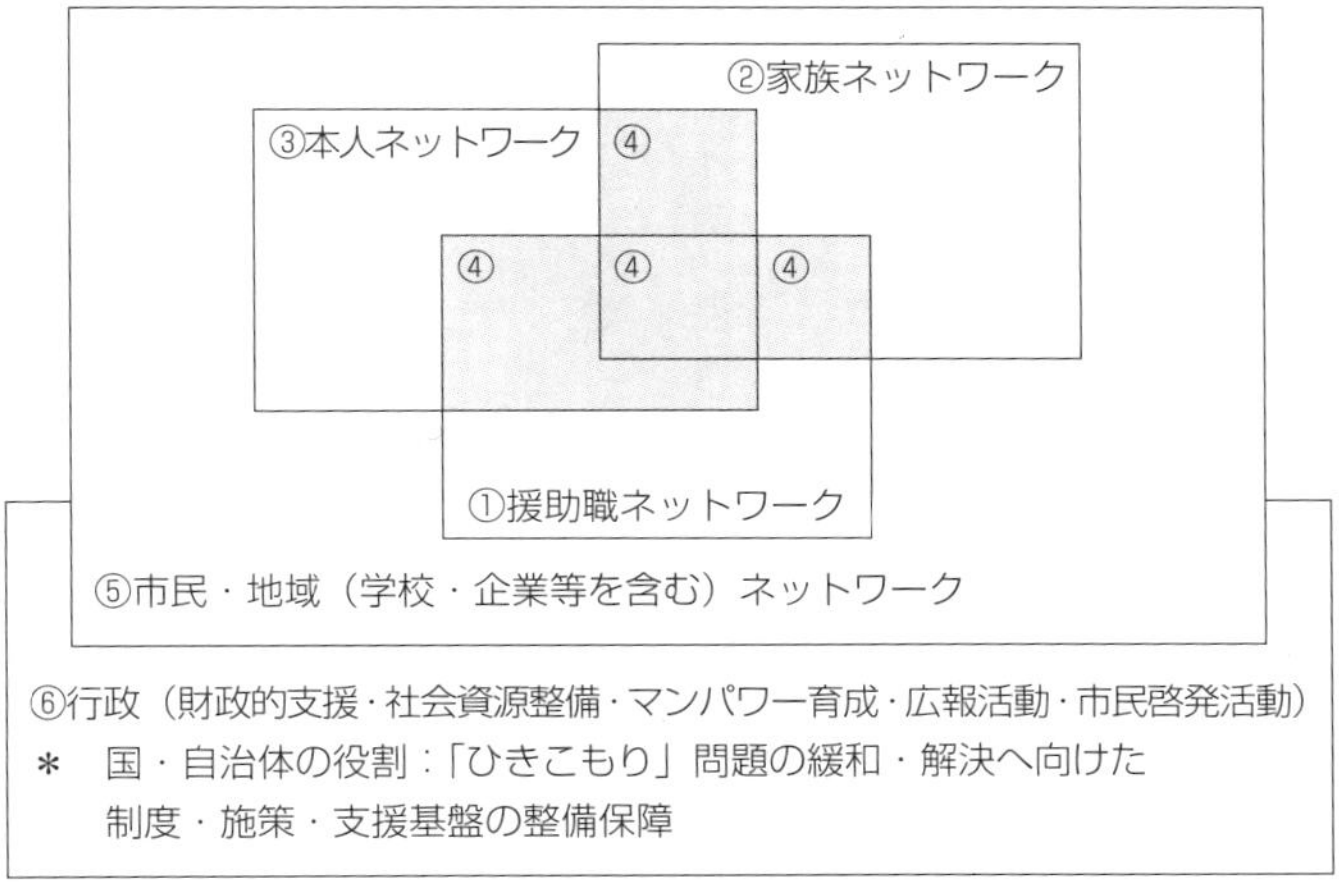

図２　ネットワークの位置づけと関係性

あることを示唆している。以上の点から、〝「ひきこもり」問題とネットワークの課題〟が具体的な援助実践上のテーマとして位置づけられるのではないだろうか。

二、ネットワークの現状と課題

ネットワークは、複数の援助職あるいは援助機関の実践的な連携・協働関係として語られることが多いように思われるが、本稿ではそのことに限定せず、図２のようにネットワークをいくつかのレベルに分けて考察してみたい。ただし「ひきこもり」問題に関するネットワークは、現在のところ端緒についたばかりであるため、今後の展開へ向けた期待や理想を込めた意味あいを含むことをお断りしておきたい。

また、紙幅の関係で全面的に論じることはできないため、現状で重要と思われる点に限定して検討する。

(1)《援助職》ネットワーク

援助職(機関)間におけるネットワークは、i．「把握・紹介(事例化)のネットワーク」、ii．「援助・支援のネットワーク」に大別できるであろう。最近では「ひきこもり」という言葉がマスメディアを通じて普及してきたこともあり、「相談することができること」という認識が広がりつつある。公的相談機関(保健所・精神保健福祉センター・教育相談等)や医療機関、それらに加えてカウンセリングルームやフリースペース等の民間団体も取り組みを行うようになり、相談できる機関や場所についての情報が本人・家族に届き始めているようである。こうした背景を踏まえて、iは「本人を連れて来てください」「病気ではありません」に代表される援助職の言葉に相談が拒否されたりすることは減少してきているものと考えられる。しかし、一部の公的相談機関では「民間については、(役所が)教えることはできません」と対応することなどの問題がある。行政の言う〝公平性〟原則によって、本人・家族の相談が門前払いされて相談機会を失い、結果として長期間にわたって「ひきこもり」問題が潜在化してしまうことがある。あるいは、専門的な取り組みが行われている機関へ紹介する際に、援助職の口頭による情報提供や助言が、本人・家族に対して十分に伝わらないことで、事例化を遅延させたり潜在化させることもある。ｉの課題としては、基本的なことであるが、本人・家族へ〝具体的で使える生きた情報〟を正確に伝えることが求められている。さらに、本人・家族の同意の上で、他の援助職や他機関へ電話や文書等で〝確実にリファーする〟ことが重要となる。本人・家族にとって、最初に相談した援助職や援助機関の対応が、相談を継続しようかどうかという判断基準になっていることも多く、大きな影響力を持っていることを認識すべきである。

ⅱは、本人・家族に対して複線的相補支援システムが地域のなかにあることが理想的である。本人・家族に対して単一機関・団体がサービスを十分に提供できるほどに「ひきこもり」問題の緩和・解決のための社会資源やプログラムは充実していない。そのために、地域において私・民・公の援助職の協力・連携・協働が求められることになる。具体的には、表1のような課題をクリアすることで、地域におけるサポート・システムを構築できる可能性が生まれてくる。その点では、かながわボランティアセンターが平成一二年から事務局として推進している「思春期サポート懇談会」は、「ひきこもり」問題をはじめとした思春期問題に対する地域ネットワークの形成と具体的な支援活動を目標に、

表１　思春期問題の支援・援助の課題

１．思春期問題の相談体制の不十分さの克服。既存の公的相談機関・医療機関・教育機関・民間団体の早急な体制・条件整備の必要性。
２．思春期問題における教育・保健・医療・社会福祉等のネットワークの充実化。
３．思春期問題についての取り組みに対する基盤的保障の充実化。
４．思春期問題に対する行政責任の明確化。
５．私・民・公が行っている支援・相談援助活動に関する情報公開と共有化。思春期問題への取り組みを通して明らかになった課題のとりまとめと提言。

第一段階として私・民・公のさまざまな機関・団体・個人の援助職が定期的に集い、それぞれの活動紹介と活動の到達点・限界点をレポートすることを通して、今後の課題と活動のあり方について共同作業を行っている。世話人の一人である筆者は、「形式的・管理的ネットワーク」ではなく「共同型・参加型ネットワーク」の形成につながるものとして期待している。つまり、「ひきこもり」問題は、本人・家族・援助職だけがかかわる特別な問題として位置づけられるのではなく、思春期問題と理解することにより地域における市民的課題として位置づけられることが重要なのである。

（２）《家族》ネットワーク

家族相談・家族教室・家族会の援助が各地の相談機関・

医療機関・民間団体で行われるようになってきた。また、家族自身による自助グループ組織化の活動も少しずつ取り組みが始まっている。「ひきこもり」問題の緩和・解決には長期間を要することからも、家族グループの結成と各グループ間の協力・連帯は、精神障害者の生活支援や制度創設・発展に果たしてきた精神障害者家族会の歴史と役割の経験からも、その重要性についてはあらためて指摘するまでもない。家族は、困難や問題を共有することで、本人・家族の要求を正しく理解することができる。そして、課題を共有することによって、必要な施策や社会資源の整備の要求へ向けたソーシャル・アクション（運動）を可能とさせる。そうした展開には《家族》ネットワークが大きな役割と期待を担うことになるだろう。援助職にできることは、家族グループへの具体的な支援を通して、個々に活動する家族グループを緩やかにネットワーク化することが考えられる。

たとえば、ある家族グループは、家族が自由にいつでも集まれる（あるいは避難できる）フリースペースの必要性について語られており、その実現へ向けた取り組みが始まりつつある。また、本人とともに、精神障害者福祉におけるグループホーム・地域作業所・就労援助施策等を参考にしながら、新たな制度・施策・社会資源の必要性が認識されつつある。これらの活動への協力・協働などが援助職の側面的支援の一部と位置づけられるだろう。

（3）《本人》ネットワーク

本人グループは、家族グループと同様に、各機関・施設での援助活動の中で生まれている。また、本人たちによる自主的なグループ化＝自助グループ活動が取り組まれつつある。そして、さまざまなグループが多様な活動を展開しながらも、共通の利益を享受することを目標においたグループ間の協力・連帯の必要性が認識されるべきであろう。

たとえば、ある自助グループは、自分たちの実際のひきこもり体験を通して必要と考えられるサービスや取り組みを試験的に始めている。それは、電話相談という形をとったピア・カウンセリングを通して発想されている。いくつかの民間団体で取り組まれている本人を外出させたり仕事につくことを目標とした家庭訪問活動ではなく、ひきこもりに対して価値中立的あるいは積極的容認（豊かなひきこもりの実現）の立場による家庭訪問活動である。本人が自助グループのミーティングに参加すること自体が著しく困難であるひきこもりの特徴を考慮して、本人の希望（家族の希望ではない）があれば家庭訪問によって自宅や居室へミーティングを「出前」しようという企画である。それは、おしゃべりと分かちあいを目的とした「ひきこもり」ホームヘルプ・サービスと言うこともできよう。これ以外にも、全国でさまざまな活動が展開されていることはインターネット上のホームページからも推察することができる。

こうした本人たちの活動が展開するなかで、グループ形成とグループ間の協力・連帯のためのネットワーク化については、本人たちの自主性・自治性を損なわない形で、本人グループからの協力要請があった場合に限り、援助職が側面的支援を行うことは大きな意味を持つであろう。援助職と自助グループについては、各々が干渉・介入しない関係性が重要であると指摘されてきた傾向があるが、干渉・介入にあたらない協力・協働・相互支援の関係性が保てるのであれば、その可能性を具体的な共同作業を通して模索しても良いのではないだろうか。

三、ネットワークへの期待——家族・地域の新たな創造へ向けて

ネットワークは、本人・家族・援助職ネットワークが相互に交錯・交流することによって新たなネットワーク（図2の④）として地域で創造されることが期待される。そして、一般市民の参加によって「ひきこもり」問題の緩和・解決へ向けた取り組み（図2の⑤）が行われるとき、「特別な問題」というスティグマが剥がされていくことであろう。また、「ひきこもり」問題を医療・心理的問題に限定しないことによって、「ひきこもり」問題の緩和・解決へ向けた活動やネットワークを支える行政によ

る基盤整備保障（図2の⑥）の必要性を訴えることを可能とさせる。別の角度からすれば、「ひきこもり」問題の緩和・解決に向けた守備領域は、当事者（本人・家族）領域・専門（援助職）領域・市民領域・行政領域に分けることができる。行政領域として取り組める課題、つまり思春期問題や精神保健福祉問題における公的責任（行政責任）のあり方（内容・範囲・方法）についての議論が活発に展開されることが重要であろう。

ネットワークに期待されていることは、本人・家族・援助職・市民・行政が協働的な関係性を育みながら、誰もが孤立しないで安定した生活をおくることを可能とさせる家族・地域の新たな創造にある。「ひきこもり」問題が、個人病理・家族病理に限定されて理解・対応されてしまう危険性を克服できる力と機能をネットワークは持っている。

「ひきこもり」の社会史

小俣和一郎

一、はじめに

「ひきこもり」という言葉に、筆者は明確な定義を持つ者ではなく、また、あえて持つ必要性も感じていないことを、はじめにお断りしておきたい。ごく一般的に、つまり語義どおりに解釈するなら、「ひきこもり」とは「ひきこもる」という自動詞の名詞形であるから、何らかの意味で自ら積極的に引きこもっている状態を指すものと思われる。精神医学的に問題となるのは、そうした状態の背後にある原因あるいは病態ということであろうが、「ひきこもり」という言葉からだけでは、それは不明と言わざるをえない。それよりも、単純素朴に考えてみて、精神医学以前に、引きこもっている場所のほうが気になる。いったい「どこに」引きこもっているのか——。

筆者に与えられたテーマは、はじめ「『ひきこもり』の歴史」というものであったが、ここではその精神医学的病態が特定できない以上、これを精神医学史的に叙述することはほとんど不可能である。本論ではしたがって、一般にひろく「ひきこもり」と名指されるであろう状態について、それをもっぱら歴史（主に社会史または文化史）的側面から考察し、簡単な臨床的コメントを添えることにとどめたい。

二、引きこもる「場所」

今日の社会で問題となる「ひきこもり」の場所とは、一般に家庭の中を指すのであろう。しかし、考えてみれば、引きこもる場所は必ずしも家庭だけとは限らない（あるいは限られる必要はない）。精神病院へ行けば、病院内で自室などに引きこもっている患者は少なくない。あるいは、狭い地域社会の中に引きこもったまま、一生をそこで過ごす人も珍しくはない。地域に限らず、一つの町（都市）であっても同じだし、ひろく言うのなら、一つの国であっても相対的には同じことである。

また、物理的な場所に限らず、一個人の内的世界に引きこもっていることもあれば、集団的な幻想世界に引きこもっている場合もあろう。それらはまた、必ずしも外面上、引きこもっているとは分からないこともあるだろう。いや、むしろ外面的には一応の社会生活・集団生活を行い、それに適応しているかに見える場合すらあろう。たとえば、個人の内面世界に引きこもっている一病態としては「自閉」がよく知られているが、自閉している分裂病者が必ずしも他者一切との関係を絶っているわけではない。ブロイラー(2)のいう「二重帳簿式」の生活様式がそれである。また、集団幻想（ここでは必ずしも吉本隆明(8)のいう共同幻想論の意味に限らない）に引きこもっている人間は、日常生活上も周囲にはきわめて多い。むしろ人間の社会を構成する基本的な契機の一つとして、共通の幻想を共有するということが不可欠の要因ですらあるように思われる。わが国戦前のファシズムも、たとえ、その実態が国家神道に基づくマインド・コントロールであったとしても、その一つである。もちろん、ひろい意味では宗教もまた、そうした集団幻想を建ちあげる立派な要素となる（たとえばオウム真理教における自閉など）。

いずれにしても、引きこもる場所が物理的にどこであれ、あるいはそれが内面的なものとしての個人的と集団的とを問わず、「ひきこもり」を歴史的に考察しようとするのなら、その引きこもる場所に焦点を当てることが重要な意味を持つように思われる。

三、物理的な場所から見た「ひきこもり」

上述のように、今日一般に言われている「ひきこもり」の場所が家庭の中ということであれば、それは歴史的に見て今日だけに限られた現象とは言えないであろう。家の中に引きこもる、あるいは閉じこもった生活をするという様態は、洋の東西を問わず、ひろく一般に認められることである。もちろん、そのためには個人にとっての「家」という枠組みが成立していなければならない。日本における「家」意識の成立、すなわち「ここが私の家だ」という観念が普遍的に成立してくるのは、おおむね平安期以降のこととされるので、[6]一般家庭内での「ひきこもり」という現象もそれ以降のことと言えるだろう。その場合、「家」というものが一種の「避難場所」(アジール[1])として認識されていたことが重要である。つまり、家の中に引きこもるということは、何らかの安全性を求めてのことといえる。「家」には外部からの侵入・追跡を一切免除する目に見えない境界があり、そこに逃げ込めば(あるいは逃げ込んでいる限り)、たとえ犯罪者であろうと身の安全が保障され免責されるということである。

このようなアジールとしての家機能は、歴史学者の網野[1]が指摘しているように、元来は寺社などの宗教施設が荷っていた機能であろう。家の中に引きこもるということは、何よりもそうした安全性を担保することに主な理由があろう。それは、たとえ家の中の自室であってもまったく同様である。その場合には、自室のドアに鍵をかけるなどの、さらなる安全性（アジールとしての意味）が追求される。

家に限らず、たとえば精神病院の中で自室に引きこもっている患者は珍しくないが、それも個人の家と公共の施設としての病院の違いはあっても、基本的に同じような意味があるだろう。あるいは学校や職場など、家庭内のみならず「施設内ひきこもり」といった現象はけっして稀とはいえない。そうした様態には、やはり何らかの「防衛的な構え」が感じられる。筆者が『精神病院の起源・近代篇』[7]で明らかにしたように、一九世紀ドイツにおける慢性患者専門の療養院（Pflegeanstalt）は、もっぱら人里はなれた田舎に建設されるが、それは都市の喧騒を逃れて静寂の地で療養することが治療の眼目とされた（いわゆる隔離論[7]）からにほかならない。そこでは入院患者と家族との文通さえ制限され、病院は中世の修道院さながらに、自給自足を原則としていた。それが治療的であるとされたのは、病院全体が一種のアジールとなることによって、病因と目される都市の有害な影響から患者を隔離するからこそである。

特定の地域あるいは共同体となると、事例はさらに増すであろう。生まれた町から終生、一歩も出ることなく生活した哲学者カントの例は有名である。もちろんカントは個人として家の中に引きこもっていたわけではない。ただ、出生地であるケーニヒスベルクで学び、そこで教え、そこで死んだ。近代初頭のドイツにおいて、学生が別の都市にある大学などへ自由に学習場所を変更することが一般的であったことを勘案するなら、カントのような大学者にしては奇異に思える。カントが何らかの危険から身を遠ざけるために、一歩も町から出ようとしなかったのか、それは定かではない。しかしながら、わが国における平家の落人部落などは、明らかに戦犯の追求から逃れるためのアジールであったと考えてよいであろう。

都市や地域共同体のみならず、それが拡大した「国という場所」においても、「ひきこもり」は歴史の事実として存在する。日本の江戸期における鎖国が、そのよい例である。鎖国の目的に関してはいろいろな議論があるが、その一つは、明らかに当時のヨーロッパ世界からのキリスト教浸透に対する社会的安全の担保である。それはけっしてヨーロッパ文化全体に対する「ひきこもり」ではない。あくまでもキリスト教という宗教教義への遮断措置である。事実、交易を求めたオランダは長崎・出島という限られた場所であれ貿易を許されていた。江戸期における蘭学の浸透は、学問知識としてのヨーロッパ医学が拒絶されていなかったことの証左である。ただし歴史上、鎖国の状態にあった国は日本だけではない。戦後の共産圏国家の一部も、事実上の鎖国状態を続けていたことはよく知られている。(註1)

現実の「国」(国家)という観念からは外れるが、宗教的な神話上の国(特殊な場所)ということであれば、わが国の代表的な神話である『古事記』(4)に登場するアマテラスの例がその典型であろう。高天ヶ原(神話上の国)の統治者アマテラスは、スサノヲが政治上の理由から暴れ出したため、天の石屋戸(アマノイハヤト)に引きこもってしまう。アマテラスは、その名のとおり天を照らす太陽神であるから、引きこもることによって世界は暗黒となる。困った八百万の神(ヤオヨロズノカミ)は、アマテラスの「ひきこもり」を止めさせるため、天の石屋戸の前で騒いだり踊ったりする。結局アマテラスは「ひきこもり」を解除し、世界は再び明るさを取り戻す。——これが一種の「雲隠れ」的な政治手法であったのかどうかは、あくまでも解釈上の問題であろうが、いずれにしてもアマテラスは何らかの防衛的な手段(個人的か社会防衛的かは別に)として引きこもったのであろう。

四、「ひきこもり」関連様態と「甘え」

以上、きわめて簡単ながら、「ひきこもり」一般の歴史について点描してみたが、少なくとも「ひきこもり」の物理的場所という意味では、そこに一種のアジール的性格が認められ、したがって「ひきこもり」自体もまた、何らかの安全性を目的とする自発的・防衛的な構えを現す様態であることが示唆されたように思われる。

では、こうした自発的防衛に関連した様態が「ひきこもり」以外にはないのか。

それは、おそらく、「ひきこもり」に伴う「自発性」という意味軸に関連して存在しているものと考えられる。すなわち、自発性の強弱によって、「ひきこもり」は逆に「ひきこもらせ」という他動的な様態へと変化するであろうし、あるいは「たてこもり」という積極的な様態にも変化するであろう。前者は、それが強制的意味合いを増すにつれ、「閉じ込め」あるいは「押し込め」となる。ここで、ただちに想起されるのは、江戸期以来、わが国で一般的であった精神病者の私宅監置（いわゆる座敷牢）という処遇である。一方、後者は、日常の犯罪や事件に関連して報道されるような様態を指す。犯人の側が一方的に（人質などをとって）立てこもる。「ひきこもらせ」と「たてこもり」とのあいだには、その自発性という点で、きわめて大きな開きがあるように見える。その意味では、「ひきこもり」は、ちょうどその両者の中間的な位置にあるのかもしれない。

「ひきこもらせ」すなわち強制的な閉じ込めという場合、それは他者（家族）によって患者が私宅内に監置される、あるいは政治犯が軟禁されるなどの懲罰的な意味もあるだろう。それが一家庭にとどまらず、集団的に適用されるなら、拘禁施設ということになる。ただし、その場合にも、監置された側の身の安全は逆に保障される。つまり、「ひきこもらせた」側によって、一定の介護や保護が担保される。

反対に、「たてこもり」の場合には、立てこもっている主体の方が一定の安全性を要求する。その意味では、「ひきこもり」という様態においてもまた、何らかの安全性が他動的にせよ自発的にせよ、やはり担保（あるいは要求）されていることに変わりはないように見える。むしろ、「ひきこもり」では、それが他動的であるのか、あるいは自発的であるのか、きわめてあいまいな意味性を帯びているところに特徴があるのではないか。引きこもる側からすれば、本来なら自ら獲得するべき食糧や日常生活用品などが他動的に確保される必要があるし、引きこもらせる側も、それらを一定量供給しなければ、そもそも「ひきこもり」は成立しないからである。

ここで明らかに存在するのは、両者のあいだに土居のいう「甘え」の関係が成立していることであろう。少なくとも、「ひきこもらせ」や「たてこもり」では、「甘え」は成立しにくい。前者では、引きこもらせた側に裁量権が一方的に委ねられている。また後者では、立てこもった側が優位に立ち、それを解除しようとすれば交渉側（警察など）はとりあえず要求を呑むしか一次的な解決方法はない。それに対して、「ひきこもり」では両者のあいだにきわめて微妙な関係が前提とされており、それは引きこもった側が相手に期待する甘えと、引きこもらせた側が相手に要求する甘えの関係にほかならないように見える。

五、「ひきこもり」の臨床的意味合い

ここで、今日一般に言われている「ひきこもり」の臨床的意味ないしは治療的意味にいったん立ち戻って、簡単な考察を進めてみたい。

筆者は開業以来、往診を積極的に行ってきた。(5) おおむね、年間平均で数例の往診例を現在もかかえている。往診の意味は、筆者が基本的に入院反対論者だからである。もちろん、現実には入院に至る例は存在するし、入院医療が皆無となる日はないと思う。しかし、安易な入院や患者本人の自己決定

権を侵害した入院には反対である。入院に至らないように往診する――それが開業以来の基本指針である。もっとも、そうして往診を継続していると、その大半は（個々の病態はさておき）「ひきこもり」またはは「たてこもり」であることが多い。患者本人がはじめから来院できるような場合に、往診を頼まれることはほとんどない。したがって、往診しても患者本人に会えないこともある。その場合には、もっぱら家族の話だけを聴く。そうして、家族だけが来院し、不特定のタイムスパンを置いてはじめて患者が来院する、あるいは結局来ない（家族だけが終始通院を続ける）。そういう例が多い。しかしその過程で、たいていは「家族の病理」が露呈してくる。家族（とくに両親）が熱心に通院した例では、結果として患者本人が治療の場（すなわち外来）に姿を現すことが多いように思われる。

それは、おそらく両者の甘え関係がどこかで断ち切られるからであろう。個別の治療的問題は、むしろそこから始まる。現実としては一種の家族療法になる。(註2)それを継続してゆくと、再び患者が来なくなり、家族だけが通院する例もある。しかし、その場合、患者は「ひきこもり」を解除していることが多い。逆に、家族は来なくなり、患者だけが来る場合もある。いずれにしても患者は「ひきこもり」をやめている。「ひきこもり」という様態だけを焦点にした「治療」はそこで終わるわけであるが、本質的・個別的な治療は、むしろ、そこから始まるように思える。(註3)

六、おわりに

「ひきこもり」の歴史から治療に至るまで、紙幅の関係もあって、非常に粗雑な論議を展開してしまったが、おわりに当たって簡単なまとめをしておきたい。

社会史的に見れば、「ひきこもり」の物理的場所には一種のアジール性が認められ、「ひきこもり」自体もまた何らかの防衛的意味合いを持つ様態と考えられた。しかし、「ひきこもり」関連の類似様態には、その自発性の強弱という点から、「とじこめ」「ひきこもり」「たてこもり」などが考えられ、いずれも歴史上あるいは日常において、社会一般に認められる様態と思われた。しかし、「ひきこもり」においては、土居のいう日本的な意味での「甘え」の人間関係が濃厚に反映されており、治療という意味においても、そうした甘え関係に注目した家族療法が前提的な意義を持つことを、筆者の臨床経験から指摘した。

註

（註１）現代のグローバル化した国際社会では、一つの国が完全に鎖国した状態では存立できないものと思われるが、近年の北朝鮮（朝鮮社会主義人民共和国）の例などはそれに近いであろう。

（註２）筆者の実践している家族療法は、マジックミラーやＶＴＲなどを使用する欧米流の技法によるものではない。個人精神療法と同様の対面式面接法であり、患者と家族は分離または同時のかたちでカウンセリングをうける。

（註３）「ひきこもり」の背景にある個別の病態については、これを精神病性と非精神病性とに区分する見方が有用であろうが、筆者のこれまでの個人的な臨床経験では、その約半数以上が分裂病圏の患者と思われる（ただし今後は分からない）。

「ひきこもり」についての疑問

高岡 健

一、はじめに

「引きこもりには往路と滞在期と帰路がある。他者関係、自己間関係から自己領域への撤退・自己領域のなかでの滞在・滞在の切り上げというプロセスをたどるとき、その引きこもりは正しい引きこもりだといえる」と、芹沢[9]は述べた。このような正鵠を射た指摘が、精神科医からではなく、文芸・社会評論家からしか行われていないところに、日本の精神医療における悲劇と喜劇がある。

「正しいひきこもり」を保証せず「コミュニケーション」を強要する人々が、「ひきこもり」の子どもや青年をますます追い詰めている。これが悲劇である。そして、追い詰めた当人が、それを「治療」

し、「救おう」とすることこそが、喜劇にほかならない。ここには、病気をつくったうえでそれを治そうとするという、太古の医療モデル[6]が、そのまま露出している姿がある。

二、「ひきこもり」をめぐる疑問

(1)「ひきこもり」に関する大半の議論は、登校拒否論争において、すでに決着がつけられているのではないだろうか

日本児童青年精神医学会・子どもの人権に関する委員会[11]が、稲村[2、3]による登校拒否論を批判的に検証したときから、およそ一〇年が経過した。当時、稲村は、「登校拒否症」および「無気力症」について、次のように述べていた。「こうしたケースは急増しており、この五年間、毎年四〜五〇〇〇人の相談・治療を実施している」「無気力症という用語は笠原先生によるものかもしれません」「自己中心・わがままといった性格」「欠席日数のリミットが近づき、留年や退学の危険性が迫っているうえ、病理的な場合は入院させる」「多くの臨床家が遷延化とアパシー化を認めてきた」「結核に相当する国民病」などである。

いま、斎藤[8]は、「社会的ひきこもり」について、「正確な把握はなされていませんが数十万人」「笠原

嘉氏が無気力の病理に先鞭をつけた」「手のかからない子（すべてではありません）」「六カ月なら休ませてよいが、それより長いと対応が遅れる」「臨床家の共通の考え方として、現代の青年は二〇歳ではなく、三〇歳で成人する」「肺炎や結核」と述べている。

稲村と比べるなら、やや慎重な言いまわしになっているとはいえる。しかし、あまりにも共通しているといえよう。たとえば、笠原が無気力症という語を単独では用いていなかったことは伏せられているし、期間の長短を問題にする個人病理化や、「臨床家の共通の考え方」（誰の考え方か？）、「結核」（隠喩としての病い！）という表現も共通している。それも当然である。稲村は、入院患者の暴動とその報道を契機に、それまでアルバイト先の精神病院で行なっていた入院治療を中止し、株式会社Bカウンセリングセンターの下部組織であるＡハウスを中心とした入寮治療に切り替えた。Ａハウスの非常勤医師が斎藤だったのだから、類似は当然なのである。

ところで、上述した学会の委員会報告は、稲村の数字・用語・概念が厳密さを欠くものであり、治療は子どもの人権を無視した、とうてい容認しえないものであって、転帰についても妥当性がないという結論を下した。ただし、Ａハウスにおける治療そのものについては、「処遇においても不当な拘束や禁止がないなど、調査しえた範囲では、少なくとも人権上の明らかな問題点は認められない」とした。「人権上の明らかな問題点」がなければそれでいいのかという意見は、当時からあったが、委員会のメンバーであった私は、学会の調査であるかぎり、それ以上の批判は越権であるとして、その意見をしりぞけた記憶がある。

本稿は学会調査ではないので、「越権」も許されよう。稲村の「登校拒否症」論と斎藤の「社会的ひきこもり」論は、社会事象の精神医学化、単一価値に基づく治療の推奨、不当な圧力下における転帰を一般的予後とみなしていることといった、共通点があるのではないだろうか。そして、これらは、登校拒否論争においては、すでに否定されてきたことがらに属する。[12、15] 登校拒否のもつ「拒否」の部分を保証することと、「ひきこもり」の往路や滞在期を保証することは、ともに治療以前の倫理といってよいだろう。

(2)「ひきこもり」は集団性からの離脱を本質とするものであり、新しいメンタルヘルス論の確立を、私たちに求めているのではないだろうか

登校拒否が遷延しているくらいならいいが、家庭内暴力を伴った「ひきこもり」も放置するのか、というのはよくある非難である。しかし、登校拒否を認めないことが家庭内暴力を増強させていると

いう事実は、よく知られている。たとえば、冒頭に引用した芹沢の論考(9)は、一九九六年に家庭内暴力の子どもを金属バットによって殺害した父親を、例証として示している。この「教導する父親」は、登校拒否の子どもを学校へ戻すという一点で、稲村の治療観を継承するKクリニックの考え方と合致していたというのである。だからこそ、この父親は、精神安定剤を味噌汁に入れて飲ませた。また、父親の身につけた民青＝共産党系教育観（マカレンコ主義）にとって、稲村説は死に体ではなかったとも述べられている。

私も芹沢の論考に同意する。そして、登校拒否を保証しないことが暴力を生むように、「ひきこもり」を保証しないことが、強迫や妄想や暴力を生むと敷衍してみたい。

「ひきこもり」とは何か。小出(4)は、精神分裂病における自閉とは反対に、経験的自我（象徴的なもの）を排除し、超越論的自我（想像的なもの）で置き換えようとする事態が「ひきこもり」であると述べている。そして、経験的自我の排除は、「これさえなければ」という形で現れるとしている。集団性からの孤立を周囲が認めないとき、あるいは、自らが孤立を認められないとき、「これさえなければ集団から孤立せずに済んだのに」という思考が引き寄せられる。「これさえなければ」という思考は、それ自体が強迫である。さらに追い詰められると、強迫思考は妄想化する。妄想化した「これさえなければ」という思考は、現実の「これ」を有する自己へ向かうか、あるいは他者へ向かうかにより、自傷ないし他害という形での暴力を生み出す。

ことここに至れば、私たちに可能なのは、救急医学的介入だけである。だから、ほんとうに必要とされるものは、「これさえなければ」という思考を引き寄せなくてもいいような、〈個〉と集団性のありかただということになる。

ここまで述べてくると、私は「ひきこもり」の治療を考えているのではなく、メンタルヘルスを考えているのだということが、明らかになってくる。周知のように、WHOは健康の定義を改編し、身体的・精神的・社会的健康に加え、魂的（spiritual）という概念を付加した。いわば、白人社会（WASP）の健康観である。それ自体は一定の意義を有するものであろうが、日本の風土、とりわけ「ひきこもり」が問題視される風土に鑑みるなら、別の視点が必要になってくる。それは、集団からの離脱を保証する健康観である。「ひきこもり」という言葉の英語訳として用いられるwithdrawalは、逆翻訳するなら「離脱」ということになる。「ひきこもり」において保証されるべきものは、あらゆる集団性からの離脱という、新しいメンタルヘルス論なのである。

(3) 人格障害論を中心とする反「ひきこもり」キャンペーンと対峙し、それらを解体することが、「ひきこもり」を呈する人々と向き合うための前提条件ではないだろうか

「ひきこもり」の子どもを、親が死傷させる事件が相次いだ。子どもと同様、親も集団性の圧力により、「このままでは社会に迷惑をかける」という妄想的思考を呈するまでに追い詰められていた、と考えざるをえない。このように、どのような人々も、集団性から追い詰められれば妄想化し、暴力を振るうのであって、人格障害ゆえにそうなるのではない。

ところが、小田[7]や町沢[5]は、「ひきこもり境界例犯罪」や「てるくはのる事件は自己愛性人格障害」といった表現により、子どもの側にのみ人格障害のラベルを賦与しつづけている。しかし、犯罪も、「ひきこもり」も、特定の人格障害に固有なものとはいえないのは当然である。かりに、犯罪や「ひきこもり」という行動をもって人格障害を論じるとするなら、それは、青い目か茶色の目かにより独裁主義者か民主主義者かを判断するようなものだからである[1]。

私は、「ひきこもり」には、犯罪に対する抑止力が含まれていると考えている。このことについては、別稿[13]で詳述した。ここで、その要点のみを記すなら、以下の通りである。

人格障害といわれているものには、安定形態と危機形態がある（内包構造）。たとえば、境界性人格

障害における抑うつ、回避性人格障害における恥ずかしがりやや引っ込み思案、自己愛性人格障害における一次性・二次性中核症状などは、安定形態である。これらには「ひきこもり」が伴う。「ひきこもり」が許されないならば、怒りや操縦、社会恐怖、挿間症状が生じるが、これらはそれぞれの危機形態である。そして、危機形態さえもが破綻に向かうとき、小精神病・自傷・他害が惹起されるのである。したがって、安定形態の保証こそが、メンタルヘルスの要諦にほかならない。

ところで、いわゆる人格障害は、「正常」と連続しており、また、発達障害とも連続している（外延構造）。だから、分裂病型人格障害と呼ばれる人も、「正常」者も、アスペルガー症候群の青年も、すべてが「ひきこもり」を呈することがありうる。ここで、私が言いたいのは、つぎのようなことがらである。登校拒否という十把一からげの言い方に、唯一、意義があるとすれば、その「拒否」の部分を保証することであるのと同様、「ひきこもり」という呼称に意義があるなら、それはとりもなおさず、あらゆる人々に見られる現象としての「ひきこもり」を保証することをおいてほかにない、ということである。

「ひきこもり」を、人格障害や、特定の疾患と結びつける方法論には根拠がない。反対に、「ひきこもり」の診断は他の疾患の除外をもって行うとする立場にも根拠がない。このような方法をとるかぎり、「ひきこもり」を示す人々と向き合うことはできないだろう。なぜなら、それらの方法や立場は、「ひきこもり」という行動に含まれる、人間にとっての根源的な意味を照射せず、単なる除去すべき症状としてとらえているからである。そうではなく、人間の持つ、普遍的な現象としての「ひきこもり」を擁護することこそが、メンタルヘルス上の倫理というべきであろう。

三、おわりに

本稿はおそらく、「専門家」の中では、さしあたり少数派に属する意見として位置づけられるであろう。しかし、かつての少数意見であった登校拒否擁護論が、いまや社会の中では主流になっているように、私の「ひきこもり」擁護論も、ほどなく受け入れられることになると思う。

本稿の内容を予想した上で、あえて私に執筆を依頼したであろう斎藤の開明性に、少しでも応えようとして、私は本稿を書きしるした。斎藤と私は、たがいに発想の原点ともいうべきものが異なっている。しかし、斎藤のような開明性のみが、「ひきこもり」をめぐる日本の精神医療業界の閉鎖性に対し、風穴をあけることができることも、また確かであると考えられる。

なお、本稿で十分に展開しきれなかった部分については、他の場所[10、14]で述べたものを参照していただければ幸甚である。

ひきこもりの現状と展望
――全国の保健所・精神保健福祉センターへの調査から――

倉本英彦

一、はじめに

「ひきこもり」が一人歩きするのは、科学者の端くれとして気持ちが悪いので、その現状と展望について、実証的根拠に基づいた知見を提供したい。

医療法人北の丸会北の丸クリニックと有機的なつながりを持つ社団法人青少年健康センター[1]では、厚生省（現在の厚生労働省）の協力を得て、全国の保健所と精神保健福祉センターを対象にして「ひきこもり」に関する実態調査を行った。その概要を紹介しよう。

二、対象と方法

二〇〇〇年一〇月六日付けの厚生省障害保健部精神保健福祉課長名により、各都道府県・指定都市の精神保健福祉担当主管部（局）長あてに、「青少年の社会的ひきこもりの実態・成因・対策に関する実証的研究」（一九九九年度トヨタ財団研究助成、研究代表者倉本英彦）の一部としての「ひきこもり実態調査」に関する協力依頼を行った。各担当より各都道府県・指定都市のすべての保健所と精神保健福祉センターに調査票を送付してもらった。二〇〇〇年一一月末日を回収期限としたが、実際に回答が出そろったのは二〇〇一年一月中旬であった。

精神保健福祉センターは、二〇〇〇年四月一日現在、四七都道府県と六指定都市（札幌市、仙台市、京都市、大阪市、広島市、北九州市）に五五施設あった。保健所は、一九九九年四月一日現在、全国に六四一カ所あったが、その後の統廃合や名称変更などにより、調査時点での正確な施設数は把握できなかった。

ここで、「ひきこもり」は次のように定義した。①六カ月以上自宅に引きこもって社会参加しない状態が持続しており、②分裂病などの精神病ではないと考えられるもの。ただし、社会参加しない状態とは、学校や仕事に行かないまたは就いてないことを表す。

回答は、全国の保健所六二三カ所、精神保健福祉センター（指定都市）六カ所、同（都道府県）四四カ所、計六七三カ所から得られた。回収率は保健所の約九七パーセント、精神保健福祉センター（指定都市）の一〇〇パーセント、同（都道府県）の八九・八パーセントであった。

また、回答があった機関の管轄地域の人口の総和を、その都道府県・指定都市の人口（一九九九年三月三一日の住民基本台帳による）で割った値（該当率とする）を比較すると、該当率は保健所八三・六パーセント、精神保健福祉センター（指定都市）一〇〇パーセント、同（都道府県）九六・五パーセントであった。

つまり、本調査が全国の大部分の保健所・精神保健福祉センターから得られたデータに基づくものであることがわかる。

三、ひきこもりの実態

（1）精神保健福祉相談とひきこもり相談

全国の保健所・精神保健福祉センターが関わった最近一年間の精神保健福祉相談（電話相談を含む）

のケース数と、そのうち診断名を問わないひきこもり全体の相談ケース数の合計は、保健所四三万四五七五件／九七六三件、精神保健福祉センター（指定都市）一万一九五三件／三六九件、同（都道府県）一〇万二二九件／二二九一件であった。ただし、ケース数が延べ数か実数か区別できない機関があったため、直接数字を比較することは意味がない。

（2）精神病でないひきこもりの相談

各機関で関わったケースの中で、上記の定義のような精神病でないひきこもりの有無を尋ねたが、六六二カ所の保健所・精神保健福祉センターのうち、五二二カ所（八三・四パーセント）が「有り」と答えた。

また、精神病でないひきこもりは増加しているかという質問には、五三三カ所から回答があり、そのうち「はい」が三一八カ所（五九・七パーセント）、「いいえ」が二カ所（〇・四パーセント）、「どちらともいえない」が二一三カ所（四〇・〇パーセント）と、増加傾向があることがうかがえた。

他方、分裂病などの精神病（あるいはそれが強く疑われる）によるひきこもりは増加しているかという質問には、五三三カ所の回答のうち、「はい」一一三三カ所（三〇・〇パーセント）、「いいえ」五六カ所（一〇・五パーセント）、「どちらともいえない」三四四カ所（六四・五パーセント）と、明確にいえない機関が多かった。

さらに、最近一年間の精神病でないひきこもりの電話・来所相談ケース数について尋ねた。機関によっては電話相談数を記録していないところもあったが、実質的には、この電話・来所相談ケース数が保健所・精神保健福祉センターが関わったケースの実数とみなすことができる。その合計は、保健所三七八七件、精神保健福祉センター（指定都市）二七八件、同（都道府県）二〇八六件であった。

(3) ひきこもりの相談率

診断名を問わないひきこもり全体の相談数と精神病でないひきこもりの電話・来所相談数を、各々の地域の住民基本台帳人口で割り、人口一万人対に換算した値を相談率とする。

精神病でないひきこもりの電話・来所相談率は、保健所では〇・九六（京都府）から〇・一〇（奈良県）で平均〇・三六、精神保健福祉センター（指定都市）では〇・七五（広島市）から〇・〇四（北九州市）で平均〇・三二、同（都道府県）では〇・六三（富山県）から〇・〇一（長崎県）で平均〇・一九であった。全体的にいって、保健所の方が相談率が高く、地域差が少なかった。つまり、保健所の相談率の方がひきこもりの実数を反映しやすいといえる。相談率を保健所への受療率で割った値が地域のひきこもりの実数となる。受療率をどのくらいに見込むかによって異なるが、本調査によると、精神病でないひきこもりは少なくとも一万人に一人はいると推測される。もし受療率を〇・一にとれば、それは少なくとも一〇〇〇人に一人になる。

(4) ひきこもりに関連した問題行動

表1に、精神病でないひきこもりに関連した問題行動を、家庭内暴力、自殺関連行為、反社会行為に分け、それぞれの行為内容を具体的にみた内訳を示す。

家庭内暴力は精神病でないひきこもり相談の二〇・九パーセントにみられ、そのうち子から親への暴力が八六・三パーセントを占めた。自殺関連行為は相談の四・六パーセントにみられ、そのうち自傷と自殺未遂がそれぞれ半数を占めた。反社会行為は相談の七・三パーセントにみられ、近隣への迷惑行為、いじめ・校内暴力、薬物・アルコール乱用などが目立った。

(5) ひきこもりの年齢と継続期間

表1　ひきこもりに関連した問題行動（全機関）

家庭内暴力関連行為		1,284件（電話・来所相談総数6,151件のうち20.9%）
そのうち	父母間の暴力	58（1,284件のうち4.5%）
	親から子（本人）への暴力	105（8.2%）
	子（本人）から親への暴力	1109（86.3%）
自殺関連行為		281件（6,151件のうち4.6%）
そのうち	自傷行為	136（281件のうち48.4%）
	自殺未遂	142（50.5%）
	自殺既遂	7（2.5%）
反社会行為		472件（6,151件のうち7.3%）
そのうち	万引き・盗み	59（472件のうち12.5%）
	薬物・アルコール乱用	101（21.4%）
	いじめ・校内暴力	126（26.7%）
	性的逸脱行動	27（5.7%）
	動物や他人への残虐行為	24（5.1%）
	近隣への迷惑行為	173（36.7%）

表2　ひきこもりの年齢分布（全機関）

年齢幅	件数（%）
10–15歳	514（9.7%）
16–20歳	1,219（23.1%）
21–25歳	1,280（24.2%）
26–30歳	1,118（21.2%）
31–35歳	625（11.8%）
36歳以上	526（10.0%）
計	5,282（100%）

表3　ひきこもりの継続期間（全機関）

期間	件数（%）
6カ月–1年未満	1,102（21.8%）
1–3年未満	1,615（31.9%）
3–5年未満	905（17.9%）
5–7年未満	598（11.8%）
7–10年未満	363（7.2%）
10年以上	472（9.3%）
計	5,055（100%）

表５　ひきこもりの依頼経路（全機関）

依頼経路	件　数(%)
同居している家族，親戚から	3,587(58.3%)
同居していない家族，親戚から	340(5.5%)
本人から	386(6.3%)
知人，友人から	107(1.7%)
学校，会社から	130(2.1%)
警察，福祉事務所から	187(3.0%)
その他の機関から	440(7.1%)
電話・来所相談総数	6,155(100%)

表４　ひきこもりの経歴（全機関）

経　　歴	件　数(%)
就労経験有り	1,771(28.8%)
小中高での不登校経験有り	2,503(40.7%)
電話・来所相談総数	6,151(100%)

表２に精神病でないひきこもりケースの相談時の年齢分布を、表３にひきこもり継続期間をそれぞれ示す。年齢分布は、一六歳から三〇歳までがほぼ一様で全体の七割弱を占めたが、三〇歳をこえてもそれほど減らず、三六歳以上が一割あった。また、ひきこもり継続期間が一〇年以上のケースが一割弱を占めたことは、長期化・遷延化の点で注目すべきであろう。

(6)　ひきこもりの経歴と依頼経路

表４に精神病でないひきこもりの経歴、すなわち就労経験と小中高での不登校経験を示す。ひきこもりの三割弱に就労経験があり、四割強に小中高での不登校経験があった。

表５に、ひきこもりケースの依頼経路について示す。ひきこもり相談依頼の六割弱が同居している家族、親戚からの依頼によるものであった。

四、ひきこもりへの取り組み

(1) デイケア・グループ活動

表6に、精神保健福祉活動の一環としてのひきこもりへのデイケアやグループ活動の実施状況を示す。とくに地域におけるひきこもりの相談が多い保健所での取り組みがまだ進んでいないことがうかがえる。

上記のひきこもりを対象とした活動を行っている機関に、それらの活動の発足年、現在の参加人員、活動頻度、活動時間や活動内容を尋ねた。

発足年は長野県精神保健福祉センター（八五年）、北海道立精神保健福祉センター（九三年）などが早かった。現在の参加人数は神奈川県立精神保健福祉センター（四九人）、山形県精神保健福祉センター（二五人）、茨城県精神保健福祉センター（一八人）が多かったが、その他は一〇人以下であった。毎月の活動頻度は山形県精神保健福祉センター（八回）をのぞいて一回から四回であった。一回の活動時間は山口県精神保健福祉センター（六時間）をのぞいて二時間から三時間であった。活動内容としては、雑談（一四カ所）、スポーツ（九）、ゲーム（九）、料理・会食（七）、テーマを設けての話し合い（七）、お花見・クリスマスなどの季節的行事（六）、カラオケ大会（四）などが挙げられた。

また、これからの活動として期待されるインターネットによる本人や家族向けの相談活動について尋ねたが、ほとんどの機関でまだ利用されていなかった。

（2）家族への取り組み

ひきこもりの家族が参加できる会の開催状況を尋ねた。家族の交流会を開いているのは保健所三四カ所、精神保健福祉センター一四カ所あった。家族向けの学習会・講演会を開いているのは保健所三八カ所、精神保健福祉センター一三カ所あった。

また、家庭内暴力などの被害から家族を支援するために利用しているシェルターについて尋ねた。多い順に、婦人センター（相談所）一時保護施設、警察、公的機関一時保護施設、病院およびその付属施設、民間機関のシェルター、ホテル宿泊（短期間）、親戚・知人宅などが挙げられた。

（3）相談・支援上の問題点

表7に、ひきこもりの相談・支援に関して各機関が抱えている問題点をまとめた。

表6　ひきこもりへのデイケア・グループ活動の実施状況

実施形態	保健所	精神保健福祉センター	計
ひきこもりを対象とした活動を行っている	6(1.3%)	12(25.5%)	18(3.6%)
分裂病などの精神障害者と一緒の活動を行っている	92(19.7%)	6(12.8%)	98(19.1%)
行っていない	368(79.0%)	29(61.7%)	397(77.4%)
計	466(100%)	47(100%)	513(100%)

表7　ひきこもり相談・支援上の問題点（自由記載）

問題点	保健所	精神保健福祉センター	計
紹介・連携できる専門治療(復帰)機関，スタッフが少ない，他地域と連携できない	224	20	244
機関として治療相談体制（システム・マンパワー）が整っていない	202	23	225
精神病との鑑別やひきこもりへの知識・支援技術不足	191	11	202
本人と会えない，事例化が困難，当該地域の実態を把握していない	131	14	145
本人への支援が困難	95	11	106
家族への支援が困難	89	10	99
当該地域への情報提供・広報が不十分	27	1	28
社会問題，勤め先，行き先の問題	16	4	20

表 8　ひきこもりへの今後の取り組み（自由記載）

取り組み	保健所	精神保健福祉センター	計
連携・ネットワークを図る・強化する	164	15	179
治療相談体制（システム・マンパワー）の充実	165	13	178
家族教室・相談を開催する，家族支援の開発	147	26	173
デイケア・たまり場・セルフヘルプグループ・ピアカウンセリングの場の提供	104	27	131
ひきこもりへの知識・支援技術研修	120	9	129
情報提供・広報，啓蒙，実態把握	102	11	113
訪問相談・往診の実施	35	4	39
電話相談・インターネット相談を受ける	8	1	9

(4) 今後の取り組み

表8に、ひきこもりについて各機関が考えている今後の取り組みをまとめた。

五、おわりに

以上は今最も旬のデータである。紙数の都合により考察は少なくして、数字そのものに語ってもらった。「ひきこもり」が社会的認知を得て、やっと行政や公的機関が動き出してきた。これは私どもが一五年ぐらい前から指摘し、実践的な活動を展開してきた問題でもあり、適切な治療プログラムにのれば八割以上の改善率が見込める[2]ことを付け加えておきたい。

二症例の引きこもり

西丸四方

松本の信濃毎日新聞（二〇〇一年四月一一日）によると、二九〇〇人の読者の身近にひきこもっている人が居ることを感じるかどうかを尋ねたアンケートで、「強く感じる」が一八パーセント、「少し感じる」が四二パーセント、「あまり感じない」が二九パーセント、「全く感じない」が五パーセントであり、社会の感知度は、「高い」が四パーセント、「普通」が一二パーセント、「低い」が七四パーセントであるとのこと、年齢は「一五歳以下」が四一パーセント、「一六〜一八歳」が二四パーセント、「一九〜二三歳以上」が一九パーセント、「三〇歳以上」が一九パーセントあり、男性は女性の二倍であったとのこと、こんなにたくさん居るとは驚いた。私はもう老人で仕事をしないせいだろう。昔、直接出会った引きこもりは二例しかない。

第一例は旧制高校時代のもので、ある生徒が語学などはクラスで一番出来るのに試験になると休み時間にふらっとどこかへ散歩に行ってしまい、何故受験しないのかと尋ねてもそっけなく、いやだから休んだというのみ、寮に入らずに近くの実家（裕福な農家）から通学しているのであまりじっくりと話すこともなかった。じっくり話すことに乗って来ず、笑い顔も見せず、ぼそぼそというだけであった。試験の最中どこかへ行ってしまい、試験に落ちるよといさめてもしらん顔をしていた。誰か同胞に精神病の人が居るという人もあったがよく調べもしなかった。こんなきまぐれな生徒なので三年で卒業するところを六年もかかった。そのころはのんきな時代で一年や二年さぼっても別に叱られもしない時代であった。しかし三年も遅れる人はめったにいなかった。卒業して東大の薬学部に入り、こんどは普通に卒業し薬大の先生になったり、製薬会社に入ったりした。昔の同級生のクラス会では自分が会長となって皆に同窓会の通知をしたり、よく世話をしたが、態度はもとのままであり、妻子の話もしなかった。しかし友人たちは何となく重宝がってうまく運んでいけた。分裂病の破瓜型のようだがちゃんとした態度であった。それから二〇年以上生きてあいかわらずの態度で、死亡通知も来なかった。家の人々も彼と似た性格であったのであろう。

第二例は町の片隅の生薬屋さんの息子で蒼白な痩せた少年、しじゅう何か書いていて、大小説家になるのだといい、そのうちに出来上がったのである出版社に原稿を送ったが、送りかえされた。これは出版社が盗んでしまって誰かに売ったのだ、それを買った小説家が、自分のものとして発表したので、雑誌にそれが出ている。「そんなら見せてごらん」というと、探してもどうしても見つからない、小説家が盗んでいったのだ、自分はアテネ・フランセに通って卒業した筈なのに免状がない、これも盗まれたのだ、という。「フランス語はペラペラだ」というのでフランス語の本をもってきて読んでみよというと、「ちっとも分らない。私の覚えたフランス語も盗んだのだ」という。実家は生薬屋なので、後継ぎにならなければならないと、母を助ける目的で試験を受けて通ったが、「合格証書を盗まれてしまった」とのこと。それではどうやって薬を売るのかと尋ねると、「それはレッテルに張ってあるから分かる」とのこと。どうも病気らしいから入院せよというと、病院も盗まれたら自分の居るところもなくなるから困るという。母に尋ねると、中学のときに発病して入院させたが、これじゃ切りがないから私が勉強して卒業証書を取りますと、うまく取ったところ、店は私がやっている、私の免許証で彼が仕事をしているということにしておかないと、店をやってゆけなくて店がつぶれてしまう、息子は実は中学までしか行けなかったのに、試験を受けて通ったという。免許証がない、これも盗まれたのだと、次から次へと同じやり方で行くので、「息子のいう通りに私の証書で、彼にやらせています」

とのことであった。こんな不景気な店でもお客が便利がって、雑貨も店に置いて商売をしている。友人は皆泥棒だからといって、一人で頑張っている。

これは分裂病であるが、いくら病気でも差しつかえないので、仕事をさせておくと案外うまくやっている。時に様子を見に立寄ると案外うまくやっている。しかし表情態度は分裂病的に見える。

この二例のような引きこもり症状の人はめったにない。普通はただ学校へ行かず、家では好き勝手なことをしており、それに対し今は父母、教師がおせっかいに口を出しすぎる。放って好きなようにさせればよい。学校へ行きたいといえば行けばよく、行くのがいやだといえば誰かがひっぱってゆくだけのこと、先生が叱ってもよい。昔なら五〇点以下は落第としたが、今はこんなならわしはなく〇点でも進学させるようである。これはいつか気をとりなおして行くようになるかもしれず、あるいはそうならないのは職業につけるしかない。今は五〇点以下は落第という制度はなくなって、先生が苦労するのみ、もし叱って叩くと却って先生の咎となり、先生はいい迷惑な話である。

今は甘やかしの時代、人権尊重の時代である。引きこもっていてもあたりまえだし、反抗すれば親なり先生なりに叱られるまでのこと。叱られて黙って引き下がるか、親につっかかってゆき子供の間で遊び仲間にあいつは強いからと英雄視されるか、というだけのこと。孝行、不孝者とされるのは今も昔も同じことである。

引きこもるのはおとなしくしているか、叱られるのはいやだから表ではかしこまっていて陰で親の悪口をいうか、いろいろの形の反抗がある。精神病患者は、何もせずにいて、叱ってもほめても、平気であるのも反抗するのも両方ある。引きこもっても、叱られたときの反応は平常者より激しいのも鈍いのもあるが、一般に鈍いものであろう。

「ひきこもり」について想う

秋元波留夫

日本精神衛生会は平成一二年三月、有楽町マリオンで開かれた第一四回日本精神保健会議で「子どもたちは今、こころの居場所を求めて」をテーマとするフォーラムを行ったが、話題の中心はひきこもりと不登校の子供たちであった。この子供たちこそ自分の居場所を見失い、それを求めているサルベーション・ハンタースではないかと、このフォーラムを聞きながら、私は想ったものである。

「ひきこもり」「不登校」はいま始まった問題ではない。児童精神医学では「学校恐怖」として昔から知られていたものが、昭和四〇年代から目立つようになり、毎年増え続け、平成三年度には小学、中学合わせて五万人ということであったが、平成一〇年五月の文部省の学校基本調査では一〇万人に増加している。さらに、平成一一年度には小学、中学合わせて一三万人というように、激増の一途を辿っている。この増加ぶりから推察できることは、「ひきこもり」「不登校」の成因として医学的要因のほかに社会心理的要因が関与しているに違いないということである。このことを端的に示すのは「ひきこもり」「不登校」に対する国の対策である。平成三年四月に始まった厚生省児童家庭局（現在の厚生労働省）の「ひきこもり・不登校児童福祉対策モデル事業」がそれである。この事業の趣旨は次のように述べられている。

ひきこもり・不登校児童の問題発生の要因としては、主として学校生活への不適応、家庭的要因、児童本人の心理的問題の三つが考えられるが、このうち家庭的・心理的要因によるものについては、児童福祉としての対応が必要とされている。このため、教育分野との連携を図りつつ、児童相談所や養護施設等の児童福祉施設の機能を十分に活用し、同時に、家庭環境・養護問題の調整・解決機能の強化を図ることを総合的に行なうこととし、次のモデル事業を行なう。

このように、ひきこもり・不登校の発生には学校生活への不適応のほかに、児童本人の家庭的・心理的要因があるから、教育的対策（文部科学省）のほかに、児童福祉の面からの対策が必要だとして厚生労働省がその対策に乗り出し、平成四年度に予算化された「モデル事業」は①ふれあい心の友訪問援助事業、②不登校児童宿泊等指導事業、③家族療法事業、④ひきこもり・不登校児童福祉教育連絡会議、および⑤養護施設不登校児指導事業という盛りだくさんの事業であった。

「モデル事業」の提唱から一〇年が過ぎたが、ひきこもり・不登校は減るどころか、益々増加の傾向にあるのは何故だろうか。その一番の原因は国の財政的援助が乏しいために都道府県によるモデル事業の実施が見送られているためである。厚生労働省は平成三年に提唱したモデル事業の計画を再検討してあらためて、予算を伴った強力な施策を履行してその責任を果たすべきである。この再検討にあたって望みたいことは、単なる福祉施策にとどまらず、精神保健施策との総合を図ることである。

ひきこもり、不登校は学校、家庭の問題であるが、その本質は学校、家庭という社会環境に対する適応障害であり、その発生予防、治療、リハビリテーション、社会復帰について、児童・青年期精神医学、精神保健の積極的な関与を必要としている。それにもかかわらず、わが国の現状はこの点で、きわめて不十分である。その原因は児童・青年期精神医学、児童精神保健に関する教育機関が欠如しており、肝腎のひと作りが進んでいないことである。文部科学省は医科系大学にその専門講座、学科の設置を義務づけ、児童・青年精神医学教育の充実を図るとともに、厚生労働省は児童・青年期精神障害に関する治療施設（児童・青年期精神科）の設置、整備を図るべきである。昭和六〇年八月に提出された「思春期精神保健対策に関する意見（厚生省思春期精神保健懇談会）」はその大部分が今日まで実行されていない。これを空文におわらせることなく、その実現に一層努力することを、この意見書を受理した厚生科学省当局に求めたい。肝腎の精神保健対策が欠落している現状を改める必要がある。教育、精神保健、福祉を総合した国としてのひきこもり、不登校に関する体系的政策の樹立を要望したい。

当面の切実な要求として、関係者から、ひきこもり、不登校児童の社会復帰、リハビリテーションのための専門施設が求められている。それに応えるために、児童福祉法による、既設の施設の利用とともに、障害者の社会復帰に豊富な経験をもつ共同作業所など、民間活力の育成強化を国が図ることが必要である。厚生労働省は「ひきこもり・不登校児童福祉対策モデル事業」を法定の「児童福祉施設」だけに止めることなく、民間の創意、熱意、活力を生かすために、共同作業所などの民間福祉施設に拡大して、その育成、援助を図るべきである。

ひきこもり、不登校の急激な増加は、現代のわが国社会のひずみのあらわれであり、それへの抗議でもある。このサルベーション・ハンタースの援助は、国民全体の課題である。

「借り」を返したい
――「ひきこもり」のささやかな治療論――

中塚尚子

本書で語られる「ひきこもり」と筆者がイメージする「ひきこもり」とが、正確に一致しているかどうかは定かではない。それを前提とした上で、論を進めたい。

これまでも多くの論者が指摘してきたことであるが、彼らとかかわっていると表面上の自己評価の低さ（「ボクはダメな人間だ。生きている価値なんかないんだ」）や、見捨てられ不安どころか「すでに見捨てられてしまった」という強い諦観（「ボクのこと好きになってくれる人なんているはずはない」）の裏に、実は度を越した尊大さや選民思想にも似た優越感、万能感がひそんでいることに気づかされ、驚愕することがある（「ふつうに会社に行くやつは虫ケラ」）。

そのあたりのことについては、自己愛のメカニズムなどから考えるのがよいのかもしれない。かつて津田均は、境界例者たちがときに示す意外な理想主義や博愛主義について論じ、彼らの中には「万能の核」があると述べた。それに近いものはたしかに「ひきこもり」の中にもあると考えられる。

しかし、津田が呈示した事例が理想の教育を追求する教師であったりボランティアに身を捧げる青年だったりし、また、一般に女性の自己愛者が女優か小説家になりたいと語ったりしがちであるのに対し、「ひきこもり」の万能感はより個人的な次元にとどまっているような気がする。彼らはよく言う。「有名になんかならなくていい、お金もいらない。本当に自分のことをわかってくれる人がひとりでもいれば、それでいいんです」。平凡な生活に対する嫌悪はあるが、彼らが夢見るのは一般的な意味での「大きな社会的成功」ではない。彼らは非常に〝おくゆかしい〟のだ。では、そんな彼らの「万能の核」を満たすものは、いったい何なのだろう?

平成一三年春、『ギャラクシー・クエスト』というSF映画が公開され、一部マニアの熱狂的な支持を集めた。物語はごく単純。主人公は、往年の人気SFテレビ番組に出演していた中年俳優。今ではかつての共演者とともに根強いマニア相手のショーなどで、細々と生計を立てている。そのマニアたちというのが、いかにもコミュニケーション・スキルが悪そうな、社会適応能力の低そうな男女なのである。

ところがある日、そのテレビ番組を真実と信じた宇宙人がやって来て、出演者たちに異星人との戦いへの協力を要請する。宇宙空間に連れ出されることになった彼らは、宇宙船の仕組みと細かい知識をマニアたちから教えられながら、本物の戦いに挑むことになる……。筆者にとって最も印象的だったのは、これまで現実社会の中では活躍の場がなく、物語世界にこもりがちな生活を送っていたマニアたちが、宇宙船艦長役の中年俳優から「これは現実なんだ！　キミたちの知識が必要だ」と言われた瞬間、「わかりました、艦長！」と一気に活気づくシーンであった。名声やお金が与えられるわけではないが、彼らの「万能の核」が満たされる奇跡が起きたのである。

新宮一成は、転移の本質について論じながら「転移によって我々が愛を向ける場所は、この世のほかにある」と述べる。たとえば、『日本霊異記』には吉祥天女像を恋慕する男の願いに応じて天女が一晩だけ男の夢の中に姿を現す夢の説話が出てくるが、これを新宮はこう解釈する。「作られた像というものは単なる代替物としての役目を果たすということにとどまらず、人間のピグマリオン的な心理によってそれは人間から何らかの驚異を引き出すことがある」（「転移と恋愛」『精神科治療学』第一五巻一〇号）。その驚異の愛の場所が、「この世のほか」の場所である浄土だということを、この説話は語っている。そして、ここでこの問題に立ち入ることはできないが、その超越的な次元の存在は我々は「言語を話すことで現実を忘れることができる」という「借り」を負った存在であることを思い出させるという。つまり、吉祥天女との恋愛であれ転移であれ、この世の場所ならぬところで起きる愛は、我々がその「借り」を返そうとする行為なのだ。

やや強引すぎるかもしれないが、「これは現実なんだ！」と艦長から連絡が来るという〝奇跡〟に、持てる知識をすべて使って彼らの手助けをするマニアたちは、この「借り」を返すときがやって来たと強く感じたからこそ、あれほど歓喜に満ちた表情をしているのではないだろうか。そう考えると、「ひきこもり」たちが望むものもまた、「この世ならぬ場所で『借り』を返したい、返せる相手がほしい」ということにほかならないのではないか、という気がする。となると、彼らを部屋から引き出すのは、名声でもお金でもなく〝小さな奇跡〟ということになろうか。

臨床的にはやはり、転移の力を使って何とかするしかないのかもしれない。しかし、私自身は治療者としてどうも彼らの転移をうまく扱いきれず、なかなか治療が良い方向に進展せずに中断した、という経験を多く持つ。それはもしかしたら、私自身がいまだに〝艦長〟からの連絡を待つ——つまり、言語を使わせてもらっている「借り」をだれかに返したいという欲望を強く持っている——身だからかもしれない。

文　献

スチューデント・アパシーと社会的ひきこもり

(1) 広瀬徹也：逃避型抑うつについて。宮本忠雄編：躁うつ病の精神病理2。弘文堂、東京、一九七七。
(2) 稲村博：不登校・ひきこもりQ&A。誠信書房、東京、一九九三。
(3) 笠原嘉：青年期――精神病理学から。中公新書、東京、一九七七。
(4) 笠原嘉：退却神経症という新しいカテゴリーの提唱。中井久夫、山中康裕編：思春期の病理と治療。岩崎学術出版、東京、二八七－三一九、一九七八（笠原嘉：アパシー・シンドローム――高学歴社会の青年心理。岩波書店、東京、一八七－二二七に再録、一九八四）。
(5) 笠原嘉：概説。精神の科学1巻。岩波書店、東京、一九八四。
(6) 笠原嘉：退却神経症。講談社現代新書、東京、一九八八。
(7) 笠原嘉：スチューデント・アパシー。新・精神科医のノート。みすず書房、東京、七一、一九九七。
(8) 笠原嘉：軽症うつ病。講談社現代親書、東京、一九九七。
(9) 木村敏：心の病理を考える。岩波新書、東京、一九九四。
(10) 小出浩之：シニフィアンの病い。岩波書店、東京、一九九九。
(11) 斎藤環：社会的ひきこもり――終わらない思春期。ＰＨＰ新書、東京、一九九八。

(12) 高木隆郎：長欠児の精神医学的実態調査。精神医学一：二九－三五、一九五九。
(13) 牛島定信、佐藤譲二：非精神病性のひきこもりの精神力動。臨床精神医学、二六：一一五一－一一五九、一九九七。
(14) 牛島定信：最近のひきこもりをどう考えるか。精神療法、二六：五四三－五四八、二〇〇〇。

ひきこもりと犯罪行動

(1) Fairbairn, R.D.: *Psychoanalytic studies of the Personality*. Tavistock Publications Limited, 1952.（山口泰司訳：人格の精神分析学。講談社、東京、一九九五）
(2) 家庭裁判所調査官研修所：重大少年事件の実証的研究。二〇〇一。
(3) 近藤直司：非精神病性ひきこもりの現在。臨床精神医学、二六（九）：一一五九－一一六七、一九九七。
(4) 近藤直司、林美子：青年期における「閉じこもり」の一事例―自己愛の病理を中心に―。思春期青年期精神医学、五（二）：一三三－一四二、一九九五。
(5) 町沢静夫：ひきこもりと少年の凶悪犯罪。精神療法、二六（六）：五七三－五七八、二〇〇〇。
(6) 中村敬、北西憲二、増茂尚志、他：回避・引きこもりを特徴とする対人恐怖症について。臨床精神病理、一六：二四九－二五九、一九九五。
(7) 中村敬、塩路理恵子：対人恐怖症と引きこもり。臨床精神医学、二六（九）：一一六九－一一七六、一九九七。
（8）小畠秀悟、黒田直明、佐藤親次：ひきこもりと犯罪。最新精神医学、五（五）：四五一－四五六、二〇〇〇。
（9）小田晋：重大犯罪を行った「引きこもり」事例の精神病理と犯罪心理。最新精神医学、五（五）：四五七－四六七、二〇〇〇。
（10）斎藤環：社会的ひきこもり。ＰＨＰ研究所、東京、一九九八。
（11）斎藤環：「社会的ひきこもり」とヴァーチャル・リアリティ。アディクションと家族、一六：四四五－四五二、一九九九。

広汎性発達障害とひきこもり

（1）本田秀夫、清水康夫：高機能自閉症の疫学。臨床精神医学、二九：四八七－四九四、二〇〇〇。
（2）Kurita, H.: School refusal in pervasive developmental disorders. *Journal of Autism and Developmental Disorders*, 21; 1-15, 1991.
（3）杉山登志郎：自閉症に見られる特異な記憶想起現象──自閉症の time slip 現象。精神神経学雑誌、九六：二八一－二九七、一九九四。
（4）杉山登志郎：アスペルガー症候群および高機能広汎性発達障害をもつ子どもへの援助。発達、二二：四六－六七、二〇〇一。

不登校とひきこもり

清水將之：思春期のこころ。ＮＨＫ出版、東京、二一－三三、一九九六。

家に行くまで

（1）近藤直司：ひきこもりケースの家族特性とひきこもり文化。狩野力八郎、近藤直司編：青年のひきこもり。岩崎学術出版社、東京、二〇〇〇。
（2）斎藤環：社会的ひきこもり。ＰＨＰ新書、東京、一九九八。
（3）吉川悟：ひきこもり事例への家族療法。狩野力八郎、近藤直司編：青年のひきこもり。岩崎学術出版社、東京、二〇〇〇。

「ひきこもり」の症状形成と時代精神

浅田護：非精神病性ひきこもり青年の対象関係論的外来分析グループ。精神分析研究、四三：一〇八－一二〇、一九九九。
藤井康能、衣笠隆幸：成人の家庭内ひきこもりの臨床的検討（第一報）。第九一回日本精神神経学会、一九九五。
藤山直樹：ひきこもりについて考える。精神分析研究、四三：一三〇－一三七、一九九九。

笠原嘉：退却神経症。講談社現代新書、東京、一九八八。
狩野力八郎、近藤直司編：青年期のひきこもり―その心理的背景と治療援助。岩崎学術出版社、東京、二〇〇〇。
衣笠隆幸：ヤングアダルトのひきこもり。臨床精神医学、増刊号：一四七－一五二、一九九八。
衣笠隆幸：「ひきこもり」とスキゾイドパーソナリティ。精神分析研究、四三：一〇一－一〇七、一九九九。
衣笠隆幸：自己愛とひきこもり―精神保健福祉センターの相談状況。精神療法、二六：五八六－五九二、二〇〇〇。
近藤直司：非精神病性のひきこもりの現在。臨床精神医学、二六：一一五九－一一六七、一九九八。
斎藤環：社会的ひきこもり―終わらない思春期。PHP新書、東京、一九九八。
牛島定信：非精神病性のひきこもりの精神力動。臨床精神医学、二六：一一五一－一一五六、一九九八。

「ひきこもり」問題とネットワークの課題

長谷川俊雄：「引きこもり」問題への社会的支援の課題。近藤直司、長谷川俊雄編著：引きこもりの理解と援助。萌文社、東京、一九九九。
長谷川俊雄：「ひきこもり」問題と地域ネットワーク。狩野力八郎、近藤直司編著：青年のひきこもり。岩崎学術出版社、東京、二〇〇〇。
長谷川俊雄：「連携」の実際と課題。明治学院大学大学院社会学研究科：社会福祉学、二五、二〇〇一。

三塚武男：生活問題と地域福祉。ミネルヴァ書房、京都、一九九七。
中西新太郎：思春期の危機を生きる子どもたち。はるか書房、東京、二〇〇一。
清眞人：経験の危機を生きる。青木書店、東京、一九九九。
塩倉裕：引きこもり。ビレッジセンター出版局、東京、二〇〇〇。
豊泉周治：アイデンティティの社会理論。青木書店、東京、一九九八。

「ひきこもり」の社会史

(1) 網野善彦：無縁・公界・楽。平凡社、東京、一九九六。
(2) Bleuler, E.: Lehrbuch der Psychiatrie, 12. te Aufl., Springer, p.418, 1972.
(3) 土居健郎：甘えの構造。弘文堂、東京、一九七一。
(4) 益田勝実：古典を読む—古事記。岩波書店、東京、一九九六。
(5) 日経流通新聞：一九九九年二月二〇日付（第一二面）。
(6) 小俣和一郎：精神病院の起源。太田出版、東京、二三九頁、一九九八。
(7) 小俣和一郎：精神病院の起源・近代篇。太田出版、東京、一二五頁以下、二〇〇〇。
(8) 吉本隆明：共同幻想論。角川書店、東京、一九八二。

「ひきこもり」についての疑問

（1）Blackburn, R.: On moral judgments and personality disorders. *Br. J. Psychiatry*, 153: 505-512, 1988.
（2）稲村博：登校拒否の克服。新曜社、東京、一九八八。
（3）稲村博：若者・アパシーの時代。ＮＨＫブックス、一九八九。
（4）小出浩之：自閉とひきこもり。臨床精神医学、二八：八一九－八二三、東京、一九九九。
（5）町沢静夫：危ない少年。講談社、東京、二〇〇〇。
（6）波平恵美子：病気と治療の文化人類学。海鳴社、東京、一九八四。
（7）小田晋：重大犯罪を行った「引きこもり」事例の精神病理と犯罪心理。最新精神医学、五：四五七－四六七、二〇〇〇。
（8）斎藤環：社会的ひきこもり。ＰＨＰ新書、東京、一九九八。
（9）芹沢俊介：ついていく父親。新潮社、東京、二〇〇〇。
（10）芹沢俊介、高岡健、藤沢敏雄、高木俊介：座談会「ひきこもり」からみえてくる医療と社会。精神医療、二二：八－三二、二〇〇一。
（11）高岡健、山登敬之、川端利彦：登校拒否と人権―稲村博会員の『登校拒否症』治療に関する調査および見解―。児精医誌、三三：七七－一〇三、一九九二。
（12）門眞一郎、高岡健、滝川一廣：不登校を解く。ミネルヴァ書房、京都、一九九八。

（13）高岡健：ひきこもりは人格障害の一症候か？ 精神医療、二三：四四－五三、二〇〇一。
（14）高岡健：孤立を恐れるな！―もうひとつの「一七歳」論―。批評社、東京、二〇〇一。
（15）登校拒否を考える市民連絡会：『登校拒否』とは。悠久書房、埼玉、一九八九。

ひきこもりの現状と展望

（1）倉本英彦、斎藤友紀雄（編）：思春期挫折とその克服。現代のエスプリ、三八八、至文堂、東京、一九九九。
（2）倉本英彦：（社）青少年健康センターにおける臨床的実践活動の内容と効果。国立オリンピック記念青少年総合センター研究紀要創刊号、四五－五四頁、二〇〇一。

執筆者（掲載順，共著の論文は筆頭著者のみ記載）

斎藤　環（さいとう　たまき）
爽風会佐々木病院

中井久夫（なかい　ひさお）
甲南大学文学部

青木省三（あおき　しょうぞう）
川崎医科大学精神科学教室

笠原　嘉（かさはら　よみし）
桜クリニック

小畠秀悟（おばた　しゅうご）
筑波大学社会医学系

杉山登志郎（すぎやま　としろう）
あいち小児保健医療総合センター

木村義則（きむら　よしのり）
久留米大学医学部精神神経科
（元 三重県立小児心療センターあすなろ学園）

塚本千秋（つかもと　ちあき）
岡山大学保健管理センター

衣笠隆幸（きぬがさ　たかゆき）
広島市精神保健福祉センター

長谷川俊雄（はせがわ　としお）
関内メンタルクリニック

小俣和一郎（おまた　わいちろう）
上野メンタルクリニック

高岡　健（たかおか　けん）
岐阜大学精神科

倉本英彦（くらもと　ひでひこ）
北の丸クリニック

西丸四方（にしまる　しほう）
北信病院、西丸医院

秋元波留夫（あきもと　はるお）
日本精神衛生会会長

中塚尚子（なかつか　なおこ）
神戸芸術工科大学

こころのライブラリー　8
ひきこもる思春期

2002年5月9日　初版第1刷発行
2006年4月24日　初版第2刷発行

編　者　斎藤　環
発行者　石澤雄司
発行所　株式会社星和書店
東京都杉並区上高井戸1-2-5　〒168-0074
電話　03(3329)0031（営業部）／03(3329)0033（編集部）
FAX　03(5374)7186

ISBN4-7911-0475-7